JN222978

Dr.イケノの

思春期お悩み相談室

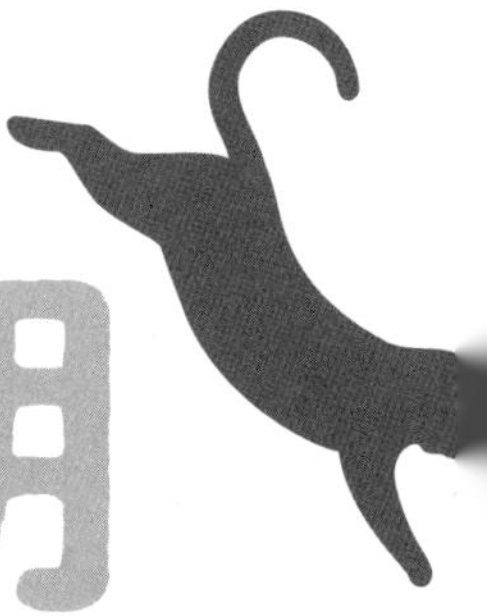

The care of soul and body for
Adolescence with Kampo Medicine

（長野松代総合病院 小児科）医学博士 池野一秀

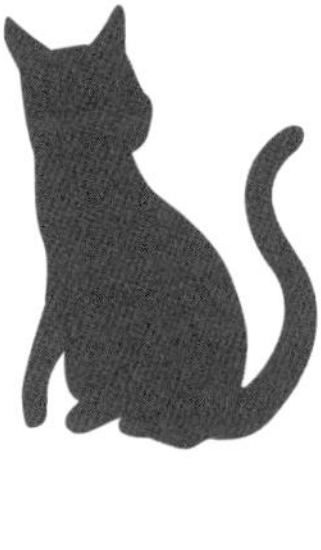

漢方薬で癒すこころとカラダ

株式会社 新興医学出版社

The care of soul and body for Adolescence with Kampo Medicine

Kazuhide IKENO

©First edition, 2019 published by
SHINKOH IGAKU SHUPPAN CO. LTD., TOKYO.

Printed & bound in Japan

JCOPY 88002-588

推薦の序

池野先生に長野ではじめてお会いしたのは一五年ほど前と記憶しているが、頬を紅潮させた、まるで前髪立の牛若丸のような美少年に見えた。その風貌の如く溌剌と小児科医療と漢方診療に取り組んでおられたが、同時に、小児科医が絶対的に不足している地方の公立病院で、休日夜間の救急、新生児まで扱う多忙さ、休日も呼び出される体制などを嘆いてもおられた。

まだ若い青年医師だと思い込んでいた私は、かなり大胆でおそろしい暴論を吐いた。

「休日にも自分の時間がとれないまま続けていれば、エネルギーが枯渇してしまう。精神的余裕がないと、日々を流されて前後がみえなくなる。医師免許をチラつかせてでも上の人に直談判して、労働条件を良くしてもらわないと伸び盛りを潰される。声をあげた方がいい」

その数年後、医学雑誌で「春の女神症候群」を読み、「天晴れ、天晴れ！」と拍手喝采を送り、「そりゃあ『春の女神』といわれれば女子高生はイチコロでしょう」などと、いい加減な評価をしていた。

そんなバカな評価など、本書をお読みいただければ吹き飛んでしまう。

思春期のこどもたちについての書は数多ある。しかし、この時期のこどもたちが抱える問題には複数の要因が絡んでおり、問題を一つの側面からだけ論じているのではすっきり説明できない。

医療の面では、小児科医で扱う年齢は一五歳までと線が引かれている。十代は一般的にあまり身体の病気をしない。そのため、中高校生の頃に様々な身体や心の症状が起こってきた時、相談する先に迷って困る場合がよくある。

表面的な症状だけから考えていると、まったく解決がつかないことがよくある。思春期のこどもは信頼できる関係でないと、受診したがらないし、まともに口も心も開かない。

池野先生はこの難問に漢方薬を使って、大きな成果を上げてこられた。その具体的な話が本書に満載されており、しかもとても楽しくわかりやすい。

しかし、本書は同時に純粋な医学書でもある。池野先生自身が描かれたイラストがたくさん登場するが、医学的な検査のデータや図、引用もどっさりである。ここが池野先生の素晴らしさである。読者によっては医学的すぎて難解かもしれない。その場合は無視してとばしてしまえばよい。それでも話はきちんと通じるし全体の価値は変わらない。漢方薬の素晴らしさを読み取っていただければよいと思う。

本書は読み進むうちに、とてもさわやかな気分になる。池野先生のこどもたちに注ぐ温かく優しい愛情が全体に貫かれていると感じるし、長野県の四季折々、風土、そこに住む人々に対して、池野先生が誇りを持ち、愛してやまないという思いが感じとれるからなのであろう。こんな医師の存在する長野県がうらやましくさえなる。

益田総子

JCOPY 88002-588

JCOPY 88002-588

はじめに

「あなた…あなたですよ！」今このページを見ているあなたにこの本を読んでもらいたいのです。あなたは、何らかの悩みを抱えてこの場にいるはずです。それは、あなた自身、家族、それとも知り合いの誰かの悩みでしょうか。そして、この本が、悩みを解決する一つのヒントになるかもしれません。この本は、医学書の形式をとっていますが、医療関係者だけではなく、今まさに思春期の悩みを抱えている患者さんご本人、そのご両親、学校関係者の方々に広く読んでいただきたいと思います。現在、小児科外来の患者さんは、感染症やアレルギー疾患に代表される昔からの症状だけでなく、大人と同様の慢性の頭痛、腹痛や下痢など消化器症状、不眠や朝起き不良、全身倦怠感といった不定愁訴を持つ患者さんが年々増加しています。そうした患者さんたちは、ひとりひとりが、症状も原因も異なるので、今風のガイドラインで一律に治療することは困難を極めます。特に「朝起き不良なら起立性調節障害」とか、「倦怠感なら貧血」とか、検査で簡単に診断できて治療に取りかかれる場合はそれほど多くないことを、現場の医療者も、患者さんご本人もよく知っています。実際は、検査では異常が見つからず、かといって子どもに対して「心療内科へ行きなさい」とは簡単に言えない現状があります。たとえ勇気を出して心療内科の門をたたいても、「うちは高校生以下はお断り」とか「とりあえず軽い抗うつ剤で様子を見ましょう」とか言われる場合も多いと聞きます。

フリーアクセスと呼ばれる日本の医療制度下でも、体のことは内科や外科など、心は心療内科か精神科というテリトリーがはっきり分かれており、その区別がはっきりつかない場合や心と体の両方に問題を抱えている場合は、どちらの科からも煙たがられる傾向があります。しかし、小児科は本来小児内科であるにも関わらず、眼科、皮膚科や耳鼻科、心の問題でもすべて小児科で初診となります。あいにく小児科主治医が、そのすべての分野に精通しているとは限りません。また、思春期にさしかかるとさらに話が複雑で、制度上は中学生まで小児科、高校生は成人科で区切られています。しかし、中学を卒業していきなり大人になるわけではなく、思春期の問題は小学校高学年から始まり、おおむね高校卒業くらいまで残るというのが、私の持っている印象です。

そうした思春期の体と心の不調が入り混じった患者さんに、漢方薬が効くことに気づいて、私が積極的に診療に取り入れるようになったのは、二〇年ほど前のことです。漢方は心身一如《しんしんいちにょ》といって、もともと心と体は相関するという立ち位置にあり、心にも体にも有効です。また、漢方は、血液検査も、画像診断もない時代に始まっていますので、そうした侵襲的検査をせずに、患者さんの訴えや、身体診察所見から診断をつけ、治療を選択できるようにシステム化されています。たとえ、検査で異常がなくても、漢方的診察で異常を指摘することは比較的容易なのです。さらに、痛み止めや下痢止めなど対症療法に終始することが多い西洋薬に比べ、根本的な原因を自然治癒力を応用して正常化させようとする漢方治療のほうが、むしろ完全治癒をもたらしやすいこともあります。癌などの悪性腫瘍や生活習慣病が少なく、自然治癒力が旺盛な思春期こそ、漢方治療が有効であるとさえ言えます。

JCOPY 88002-588

この本の中では、そうした患者さんたちとの出会いを、個人情報に注意しながらできるだけ具体的に記載し、その場合の診断の目安と治療方法をいくつか挙げ、現在の最新科学で解明されつつある漢方薬のエビデンスについて解説しました。細かいことは抜きにして、「この子は、私と似てる」とか、「私もこういうことよくある」とか共感してもらえる部分が必ず見つかると思います。また、文体は医学書的な堅さをできるだけ避け、エッセイを読むように気楽に見ていただけるよう工夫したつもりです。現役の医療関係者の方々にも、息抜きとして読んでいただければ幸いです。

もし、皆様が原因不明の症状が長く続き、日常生活に支障をきたしている場合や、ドクターショッピングに疲れ果て、医療に不信感を募らせている場合には、「漢方」と呼ばれる二〇〇〇年以上に渡って脈々と受け継がれ、現代でもそのニーズを失っていない世界に、ほんのちょっとでも目を向けてください。

この本が、皆様にとって漢方の世界への最初の入り口となることを祈っております。

池野一秀

JCOPY 88002-588

目次

JCOPY 88002-588

※本書に記載されているエキス製剤の番号は株式会社ツムラの製品番号に準じています。番号や用法・用量は、販売会社により異なる場合がございますので、必ずご確認ください。

第Ⅰ章　総論

思春期漢方医学とは
—漢方薬で若者を救う

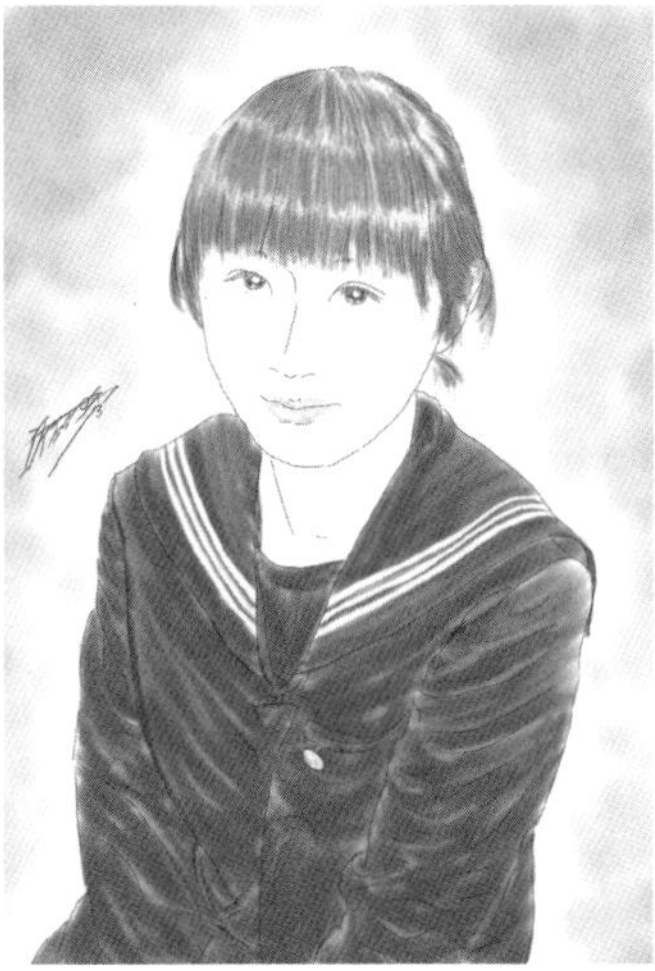

言葉にできない心の不調

思春期は、体が大きく変化するのと並行して、親からの自立という心の成長も要求される多難な時期です。さらに追い打ちをかけるように、年々厳しさを増す受験、勝つことを目標とした部活にも立ち向かわなければならない多忙な日々が続きます。こうした過酷な現実に追われ体や心に不調をきたしても、小児科からは中学生までとの制限をつけられ、内科へ行けば大人と同様に検査中心のそっけない対応を受け、精神科や心療内科への敷居は高く、誰に助けを求めてよいのかわからず途方に暮れている姿をしばしば目にします。特に女性の場合、ホルモンの急激な変化が、体だけでなく精神面でもダイナミックな変革をもたらします。同じくホルモンの変化によって起こる更年期障害は、医療の対象として当然のように論議され、本人の数々の不調や周囲へ与える迷惑も「私、更年期だから」の一言で片づけられるのに、若い女性の不調に対してはこのような寛容さはみられません。彼ら、彼女らは心の中でつぶやきます「どうしてこんなに調子が悪いのだろう？　どこへ行けばよいのだろう？」と。

しかし、医療者側も遅ればせながら思春期の診療に関して問題意識を持ち始めています。第一二〇回日本小児科学会学術集会の分野別シンポジウムでは、「思春期医療の障壁を取り除くために小児科医には何ができるか」というテーマでディスカッションが行われ、その中で久留米大学の永光信一郎先生は、「子ども達は、心を扱われる事を快く思わない。心を扱われる事が精神的に弱いからと解釈され、親からの分離・自立が遠のくのではないかと不安に思う。しばしば主

JCOPY 88002-588

訴が頭痛や腹痛などの普遍的な症状に置換されている事もある」と述べられています。一般に、思春期は不安や怒りなど混沌とした気持ちを言語化する力が未熟なため、こころの問題がからだの症状として訴えられることが多いのです。

思春期漢方医学とは

実際、思春期の不調はその多くが、血液検査や画像診断など他覚的な検査で証明するのが難しいため、治療の対象になりにくいことが問題をさらに大きくしています。しかし、漢方医学的診察を行うことにより、たとえば「気《き》」「血《けつ》」「水《すい》」などの概念を通して病態を把握し、「証《しょう》」を定めて治療につなげることができます。

ここで、漢方での「気《き》・血《けつ》・水《すい》」を極めて簡単にお話ししておきます。「気《き》」とは、「目に見えたり、触れたりすることはできないが、この世界の動きすべてをなりたたせているもの」と考えられています。「気《き》」が足りなければ「気虚《ききょ》」となって元気がなくなり、流れが滞れば、痛みや気分の落ち込みが起こります。「血《けつ》」とは、「流れている血液」です。その役割は「生体の隅々に栄養物質を供給する」ことです。流れが滞れば、痛みや熱が発生します。「水《すい》」は「血液以外の生理的液体」でその役割は組織に潤いを与えることです。解剖学的には、リンパ液や組織液と考えられるかもしれません。「証《しょう》」に関しては、漢方の権威の先生方がさまざまな解釈を述べられていますが、私のような浅学菲才な者にはなかなか理解できません。しかし、作家の中島たい子さんが自らの漢方治療体験をもとに執筆された「漢方小説」というタイトルの作品の中で、患者である作者に主治医の漢方医が「証《しょう》」について説明しているセリフが、比較的わかりやすいので、引用させていただきます。「西洋医学では『この病気には、この薬』ですが、東洋医学では『病気にかかっているあなたはこういう人だから、この薬』という治療をします。その『こういう』が証《しょう》です」「具体的に言うと、患者さんの基礎体力や、暑がり寒がりなどの体質、生まれながらに弱いところ、今弱ってるところ、病気の時間的な経過など、もっと個人情報にふみこんで総合的に随時診断するんです。西洋医学的には同じ病名でも、証《しょう》が違えば人によって薬や治療法が違うこともあります」こんな感じでご理解いただけましたでしょうか。

従来、漢方薬は高齢者や更年期婦人の不定愁訴に多用される傾向がありましたが、使い方によっては、自律神経や内分泌など崩れたバランスを整え、免疫力を増し、自然治癒力を高める効果があります。漢方薬は、回復力のある若い人に使ってこそ有効性が高いと私は考えています。そして、思春期特有のストレスに起因する不定愁訴や学校行事が原因の症状について、漢方薬により症状の緩和をはかり、健康で楽しい青春時代を送るための漢方学を私は〝思春期漢方医学〟と名付けました。

第Ⅱ章

季節・天候による不調と漢方薬

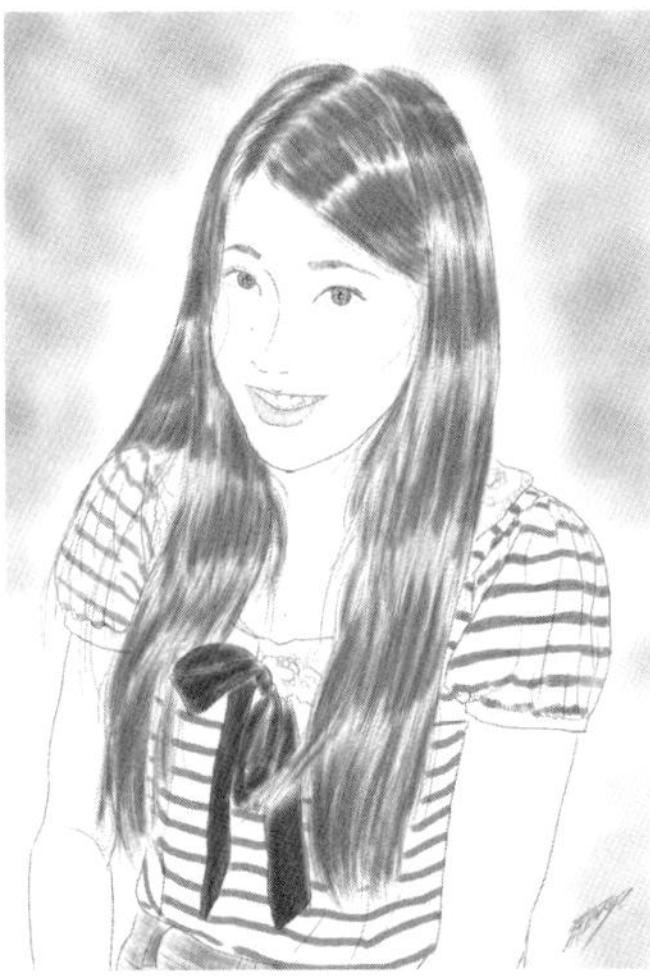

1　春の女神症候群　春の不定愁訴に効果的な漢方薬

春の憂い

春は、冬が終わって、気温、気候が急激に変化する季節です。それに合わせて、自律神経、内分泌が変化し、睡眠のリズムも変わってきます。昔から「春眠暁を覚えず」というように体の怠さ、眠気を訴える人が増えます。与謝蕪村の句で「行く春や　重たき琵琶の　抱き心」というのは、この時期の何となく晴れない気持ちや体の違和感を表現しているのだと思います。また、四月は、多くの人が新生活をスタートします。特に思春期には、中学校、高校、大学と数年ごとに新しい学習環境、人間関係が再構築されます。こうした変化に上手く適応できなかったり、無理をして体や心に負担がかかったりすると様々な不調として表面に現れてきます。特に五月の大型連休が終わると、どっと疲れが出て、日常生活に支障をきたすことが多いので、五月病なんて言葉も生まれたのでしょう。

JCOPY 88002-588

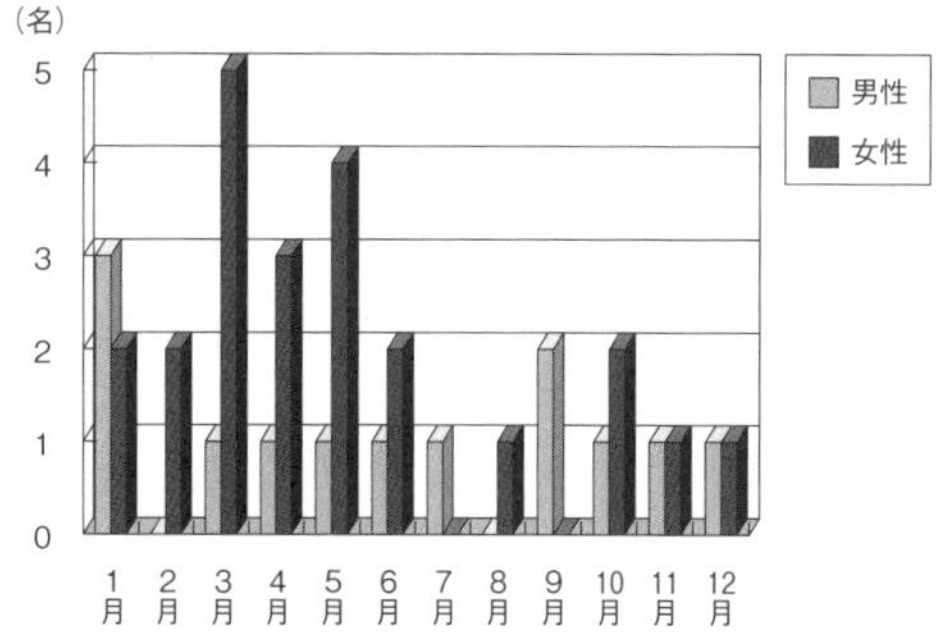

図1　不定愁訴患者の初診時期

（池野一秀：春の女神症候群の概念について 思春期の不定愁訴に対する漢方学の応用．小児疾患の身近な漢方治療 4：45, 2005）

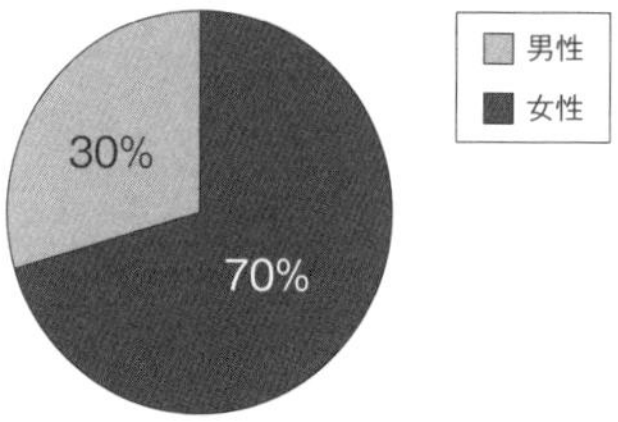

図2　5月に不定愁訴を訴えた患者に対し漢方薬を処方した患者の男女比

（池野一秀：春の女神症候群の概念について 思春期の不定愁訴に対する漢方学の応用．小児疾患の身近な漢方治療 4：44, 2005）

春の女神症候群とは

実際に不定愁訴で病院にかかっている子どもたちが、どの季節に症状が悪化したのか調べてみました（**図1**）。その結果、男子では、発症の時期に偏りがないのに比べ、女子では三月から梅雨の始まる六月までに集中していることがわかりました。一方、五月に症状が悪化し、漢方薬を処方していた三六人をみると、女子が七割と多数を占めていました（**図2**）。このように、春先の入学試験、新入学に伴う生活パターンの変化とストレスで、それまで目立たなかった不定愁訴がいっせいに現れることがあります。早春から梅雨時にみられ、圧倒的に女性に多いこれらの症候を私は〝春の女神症候群〟と名付けました。

具合が悪くて学校へ行けない

春の女神症候群の実際の症例を提示します。

一例目は、不定愁訴で学校へ行けない二〇歳の専門学校生（症例一）です。美術の専門学校へ入学後、腹痛、頭痛、立ちくらみ、めまいなどの不定愁訴のため、せっかく入学した学校へほとんど通えていません。睡眠中は何かに追いかけられる夢や高いところから落ちる夢をよく見て、目覚めが悪いと言います。こちらから質問すると、はきはきと答えるのですが、色白の細面で、表情は乏しく、まさに能面様です。しかも、服装はゴシックロリータの黒のフリルが付いたワンピースを、手足の長いほっそりとした体に着こなしています。小児科外来の待合室といえば、普段は赤ちゃんを抱いたTシャツにジーンズのお母さんや、鼻水を垂らしながら飛び回る元気な幼稚園児が溢れているのですが、ゴスロリの彼女がその中に並んで座っている光景はちょっと違和感がありました。第一印象では、心療内科紹介も頭をかすめたほどです。

診察してみると、腹直筋が板のように硬く（腹直筋攣急《ふくちょっきんれんきゅう》）、お臍の上にドキドキする動悸（臍《さい》上悸《じょうき》）をはっきり触れます。脈診では、弦脈《げんみゃく》といって、弓の弦をはじくような弾力性の強い脈でした。この脈は、緊張やストレスの強い人に現れる所見です。手足の先端は、梅雨時にも関わらず冬場のように冷えていました。起立性調節障害を確認するために行った起立試験では、一五分起立負荷後に血圧はむしろ上昇していました。これらを総合して、交感神経が過剰に緊張していると考えました。

JCOPY 88002-588

治療は、半夏白朮天麻湯《はんげびゃくじゅつてんまとう》37一日二包を朝夕食前、抑肝散加陳皮半夏《よくかんさんかちんぴはんげ》83一日一包を寝る前に飲んでもらったところ、二週間後には立ちくらみと頭痛はなくなりました。しかし、手足が冷えると訴えるので、半夏白朮天麻湯《はんげびゃくじゅつてんまとう》37を当帰四逆加呉茱萸生姜湯《とうきしぎゃくかごしゅゆしょうきょうとう》38一日二包朝夕食前に変えたところ、二週間後に冷えもとれ表情が明るくなりました。そして、治療開始後一ヵ月しないうちに専門学校へ登校できるようになりました。さらに、二年後には無事に専門学校を卒業し、卒業記念の美術展に私も招待してもらいました。卒業制作は、動物を主人公にしたほのぼのした恋愛童話の絵本だったのが印象的でした。

本番前の動悸

次の症例は、一七歳の女子高校生（症例二）です。身長は、一五六センチメートル、体重四三・七キログラムと痩せ型です。主訴は、安静にしていても嫌なことを考えるだけで胸がドキドキして苦しいという動悸と、少し動くだけでフラフラするという動揺感でした。部活は吹奏楽部でパーカッションを一人で担当していました。部活動の一環として後輩の入学式で演奏する日の早朝に、胸が苦しくなって救急外来を受診したのです。腹診では、左の肋骨弓の下を押すと抵抗がある胸脇苦満《きょうきょうくまん》と腹直筋の緊張がみられました。検査では、甲状腺機能、心電図、二四時間ホルター心電図ともに異常はありませんでした。

治療は、ストレス性の疾患を考え、抑肝散加陳皮半夏《よくかんさんかちんぴはんげ》83一日二包を朝夕食前で開始しました。

その後二週間でドキドキ感はなくなりましたが、授業中に手が冷たくなるというので、柴胡桂枝《さいこけいし》乾姜湯《かんきょうとう》⑪一日二包朝夕食前と、緊張時に抑肝散加陳皮半夏《よくかんさんかちんぴはんげ》83一包を頓用として処方し、比較的順調に過ごせました。季節が変わり、症状も変化するので、梅雨時には半夏白朮天麻湯《はんげびゃくじゅつてんまとう》㊲、冬には当帰四逆加呉茱萸生姜湯《とうきしぎゃくかごしゅゆしょうきょうとう》㊳など、気候に応じて処方を変更し、無事に高校を卒業して、大学の文学部へ進学しました。卒業後には、ある出版社が企画したコンクールで佳作に入賞したそうです。一般に吹奏楽部は、文化部にもかかわらず楽器の演奏練習だけでなく、腹筋運動など筋力や持久力のトレーニングを課す学校もあり、私は「体育会系文化部」と呼んでいます。特に、一人で一パートを受け持つ場合、欠席も失敗も許されず、極度の緊張を強いられるのでしょう。応用編として、こうした楽器演奏時の緊張や指の震えには、女神散《にょしんさん》67一包の頓服が効果テキメンです。

不敗神話を守る

今度は運動部部長としての責任感によるストレスを抱えた症例（症例三）です。一六歳、高校二年生の彼女はバスケットボール部員でした。スポーツの強豪校に入学し、レギュラーとして頑張り、三年生の引退を受けてキャプテンに選ばれたのです。しかし、その頃から、部活を終えた後に胸がドキドキして息苦しくなるというのです。それもお臍の下からキューッと締め付けられるように感じ心臓がドキドキして、さらに胸から咽が苦しくなり、呼吸が速くなると言います。

JCOPY 88002-588

身長一五五・六センチメートル、体重四六キログラムで、いかにもアスリートといった体型です。診察では、臍上悸《さいじょうき》が著明で手掌に多量の発汗がみられました。安静および負荷心電図、二四時間ホルター心電図も異常なく、甲状腺機能も正常でした。部活について詳しく聞いてみると、バスケットボール部に関しては、創部以来、地区大会で必ず優勝している、いわゆる常勝校でした。キャプテンになって、自分の世代で不敗神話を途絶えさせるわけにはいかないという責任感が彼女を苦しめていたのでしょう。そこで治療は、緊張感とストレスをとるため桂枝加竜骨牡蛎湯《けいしかりゅうこつぼれいとう》26と甘麦大棗湯《かんばくたいそうとう》72を一包ずつ朝夕食前に投与しました。すると投与開始後二週間で、部活後の呼吸困難はなくなり、呼吸苦があったのは、学校行事の登山前後に二回のみでした。地元長野県には、長野県出身者は「山登りするのが当たり前」とか「スキーが上手い」とか自分勝手に思い込んでいるローカルルールが今でも存在します。高校生の登山といっても、目の前に聳え立つ標高三〇〇〇メートル級の日本アルプスへ登ります。学校によっては、遭難して死者が出た歴史もあるくらいです。その登山への不安が引き金となり、症状が出現したものと考えられました。それ以外は、「味が気に入った」甘麦大棗湯《かんばくたいそうとう》72を練習前に頓用するだけで調子がよいということでした。部活は、順調に地区大会を勝ち抜き、ブロック大会へ進みました。この時点で「地区大会無敗を守る」という彼女の最終目標は達成され、廃薬としました。

春の女神の治療はサイコ psyco に効く柴胡剤《さいこざい》

春の女神たちの治療ですが、まず、彼女たちが病院へ来る主訴は非常に多彩です。頭痛や腹痛、胸痛など痛みに始まり、動悸やめまい、手足の冷えなど、まったく脈絡のなさそうなことを次々に訴えます。しかし、東洋学的な視点で全体を見渡し、漢方の診察法で、気《き》、血《けつ》、水《すい》に注目すると根本に横たわる病態が見えてきます。ステレオタイプでまとめると、彼女たちの多くは、水分の代謝が悪い水滞《すいたい》や微小循環障害で血の流れが滞っている瘀血《おけつ》の体質があり、胃腸も生来虚弱です。そこへストレスが加わって交感神経の過活動が起こっています。処方としては、ストレスに対して柴胡剤《さいこざい》を使い、必要に応じて利水剤《りすいざい》や駆瘀血剤《くおけつざい》を加えます。胃腸を強くする補剤《ほざい》が必要なこともあります。

ここで、それぞれの処方について簡単にお話しします。柴胡剤《さいこざい》とは、生薬《しょうやく》の柴胡《さいこ》や黄耆《おうぎ》を含む処方で、自律神経安定や鎮静作用、抗ストレス作用、免疫調節作用、抗炎症作用など実に多彩な働きを持ちます。利水剤《りすいざい》とは、五苓散《ごれいさん》⑰に代表される体内での水分子の分布を調節する処方です。駆瘀血剤《くおけつざい》とは、瘀血《おけつ》により血液がドロドロになって、細い血管を流れにくくなっている場合に、血液をサラサラにして、特に微小循環を改善してくれる処方です。そして、補剤《ほざい》とは弱っている消化機能を正常化し、体力や元気、免疫能を改善してくれる処方です。

具体的な処方としては、柴胡剤《さいこざい》として柴苓湯《さいれいとう》(114)、柴胡桂枝乾姜湯《さいこけいしかんきょうとう》⑪、四逆散《しぎゃくさん》㉟など、他に柴《さい》胡《こ》を含む処方として抑肝散加陳皮半夏《よくかんさんかちんぴはんげ》(83)を比較的多く使います。柴苓湯《さいれいとう》(114)や抑肝散加陳皮半夏《よくかんさんかちんぴはんげ》(83)

は、柴胡《さいこ》を含む処方であり、加えて利水作用もあるので、水の循環が滞る水滞《すいたい》の強い場合に効果が期待できます。柴胡剤《さいこざい》としての切れ味を期待するなら、構成生薬の少ない四逆散《しぎゃくさん》㉟、胃腸が弱く四肢の冷えが目立つなら柴胡桂枝乾姜湯《さいこけいしかんきょうとう》⑪が良いでしょう。瘀血《おけつ》が目立つ場合は、当帰芍《とうきしゃく》薬散《やくさん》㉓、桂枝茯苓丸《けいしぶくりょうがん》㉕、桃核承気湯《とうかくじょうきとう》61を使い分けることになります。私が師匠と仰ぐ横浜の益田総子先生は、虚弱な女性に対して、当帰芍薬散《とうきしゃくやくさん》㉓と柴胡桂枝乾姜湯《さいこけいしかんきょうとう》⑪を合わせて使い、難治例を改善しています。以前、治療に難渋した症例の相談をしたときに「いろいろ考えても上手くいかない時、痩せた弱そうな女の人なら当帰芍薬散《とうきしゃくやくさん》㉓と柴胡桂枝乾姜湯《さいこけいしかんきょうとう》⑪を合わせて出してみると劇的に効くことがあります」と益田先生から直々の口決《くけつ》をいただきました。その症例にも投与すると、確かに劇的に効果がありました。

当帰芍薬散《とうきしゃくやくさん》㉓は、女性向けの処方として有名ですが、その主な作用は駆瘀血剤《くおけつざい》であると同時に利水《りすい》作用を持ちます。月経痛や生理不順など月経がらみの症状にしばしば使われ、月経と関連した気分障害にも有効例がみられます。お腹が冷えると痛いとか下痢をするような胃腸の弱い女性にも効果があります。他に、私の個人的な投与経験ですが、思春期初期の乳房痛にほぼ一〇〇％効果があり、三週間程度の投与で嘘のように痛みが消えます。思春期の女子に多い鉄欠乏性貧血では、鉄剤に対して腹痛や嘔気が強く服薬困難な場合がよくありますが、当帰芍薬散《とうきしゃくやくさん》㉓の投与だけでもゆっくりとヘモグロビンが上昇し、貧血が改善することもあります。

柴胡桂枝乾姜湯《さいこけいしかんきょうとう》⑪は、柴胡剤《さいこざい》の中でもっとも腹力が弱く虚弱な人に適応があります。腹診をすると心窩部に触れたときにわずかな違和感が存在します。胸脇苦満《きょうきょうくまん》のもっとも弱い所見ですが、患者さんに言わせると痛みというより「気持ち悪い」感覚だそうです。手足を触ると冷たい場合が多く、手のひらに冷たい汗をしっとりかいています。内服して効果が出ると、手がサラサラしてくるのがすぐにわかります。

悩める人に喜びを与える薬

私は現在、地方都市の総合病院で小児科部長をしており、小児科学会の専門医と指導医の資格もあり、いちおう一般小児科診療を中心として仕事をしています。しかし、漢方薬を処方するというと、医師仲間からだけでなく、患者さんのお母さんからも胡散臭い目で見られることも稀ではありません。そうした輩が異口同音に語るのは、「漢方薬なんてエビデンス（科学的根拠）がないんでしょ」とか「所詮はプラセボ（偽薬）でしょ」とかいった蔑みの言葉です。漢方薬の作用機序のエビデンスに関しては、近年ますます研究が盛んになっており、その成果をご存知ない無知無学無教養な人々には、哀れみすら感じるのですが、プラセボという言葉に関しても、それが決して否定的な意味ではないことを教えてあげたい衝動にかられます。

プラセボ（placebo）とはラテン語のプラケーレ（Placere）からきており、直訳すれば「私は喜ばせるだろう」という意味です。フランスの一九五六年版新グールド医学辞典ではプラセボを「薬理学的効果はないが患者に喜びを与え機嫌をとるために与えられる薬」と定義されているそうです。現代ではステッドマン医学大辞典に「偽薬、気休め薬〔①暗示効果をねらって与えられ

JCOPY 88002-588

る不活性な物質。②実験的研究で（略）研究中の物質の薬理的な作用と暗示的な効果を区別するために投与される」となっています。つまり、作用のない偽薬という定義です。「プラセボ効果は暗示による純粋に〝精神的なもの〟で実際の身体上の変化を反映したものではない」というのが常識ですが、実際はこの定義に反する研究結果も報告されています。たとえば、鎮痛薬と偽ってプラセボを投与すると、鎮痛に関与する内因性オピオイド（麻薬）のエンドルフィンが直接活性化されるという身体上の変化が起きるのです。主な解熱鎮痛薬の作用は、痛みと発熱をもたらすプロスタグランディンの合成阻害ですが、エンドルフィンは麻薬受容体に結合して、異なった経路で痛みを止めます。むしろ、本来は内因性のエンドルフィンと関連する痛み止め受容体に対して、強く結び付く構造を持った物質が麻薬と呼ばれているわけです。しかも、アスピリンなどの解熱鎮痛薬は、単純に体温を下げたり、痛みを軽減したりするだけですが、エンドルフィンは痛みを和らげると同時に眠気や多幸感を与えます。プラセボ本来の役割は「悩める人に喜びを与える薬剤」なのです。

臨床の場でも、前慈恵会大学教授の新村真人先生が、いぼ治療に関するプラセボ（偽薬）効果の研究を発表しています。新村先生は「医師がある薬剤がいぼに有効と信じて（治療を）行う場合には、その有効率は九〇％に及ぶ。プラセボと薬剤との二重盲検試験を行うと有効率は両者とも三〇％ぐらいとなってしまう」とおっしゃっています。北里大学客員教授の江川清文先生は、「医師が治すと強く念じて一生懸命に治療を行えば、その気持ちが患者さんに伝わらないはずはありません。そのことは必ず治療に有効に働くはず」「（プラセボという）一つの治療法で九〇％

も治るのであれば、言うことはありません」と臨床皮膚科医会の講演で述べています。だからといって漢方薬は効かないけど口先でごまかせと言っているわけではありません。薬を処方する医者も、それを受けとる患者さんも、病気を治すためにともに一生懸命になることが、より良い効果をあげ、双方を幸せにするのです。こうした関係を築きやすいのも漢方医療の特性かもしれません。

逆に、医者の心無い一言で、患者さんはひどく傷つきます。ドクターショッピングの果てに、当院へたどり着いた女性たちも、これまでに「検査には異常がない」「気のせいだ」と言われ、ときに「たるんでいる」「更年期障害だな」などと的外れな誹りを受け、原因がわからないという不安にますます症状を悪化させていることがあります。そんな少女たちの耳に〝春の女神症候群〟という病名は大変心地よく響くようです。そして、安心感と同時に、〝女神〟という言葉が、自己肯定感にも繋がってきます。そして、たとえ飲みにくい薬であっても病気を治すためにがんばって続けようというモチベーションをもつことができるのです。実際に、春の女神症候群という診断名を用いることの効用について、新入学以来体調不良の続いていた女子高校生の言葉を借りて示します。「何か重い病気があるのではないかと不安だった。〝春の女神症候群〟と言われ、『ああ、そうだったんだ』と納得したら、急に体が楽になった」こんなことを言われると、こちらのほうが嬉しくなってしまいます。

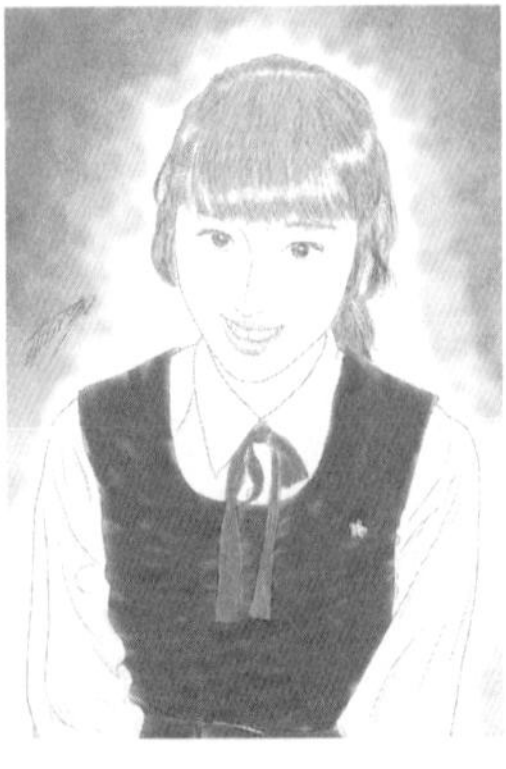

JCOPY 88002-588

2 雨の降る日は××梅雨時の頭痛、月経痛に効果的な漢方薬

季節・気候と病気

梅雨に入り、雨の日が続くと、毎年同じような症状に悩まされる患者さんがいます。例えば朝起きられないとか、頭痛や腹痛、嘔気、めまい、立ちくらみなどです。歴史的には、平安時代の花山《かざん》天皇は雨が降るたびに原因不明の激しい頭痛に悩まされたという記録が『古事談』にあります。伝説では、陰陽師の安倍晴明がみごとに治療するのですが、現代の医学知識では、片頭痛や天気痛の一種だったと想像できます。こうした天気、気候により症状が出現する状態を、気象病と言います。気象病とは、前線、特に寒冷前線の接近、通過やフェーン現象などが誘因となって症状が悪化したり、発作が出現したりする病気です。例を挙げると、脳卒中、虚血性心疾患、肺塞栓などの循環器疾患、喘息発作、精神障害、腎臓や胆嚢の結石痛、天気痛などで、臨床的には重い症状が多く含まれます。また、日射、紫外線、温熱など環境のある特定の要素と、それによって起こる体内の病的過程の因果関係が十分解明されているものを気候病と呼んでいます。気象病や気候病の特徴を理解することで、逆に病気の予防や治療、健康の増進に応用することができま

す。

一方、梅雨時などある一定の季節に同じ症状が出現する状態を季節病といいます。季節変化の因子は、気候や温度、湿度など、その要素の直接的影響も重要です。それだけでなく、季節による病原体や媒介動物の活動の変化や、ヒトの体の感受性の変化による病気の発生も、近年は重視されています。本来、人間の体は天気、温度、湿度さらには、それらの変化に対して一定の状態を保とうとする力があり、これをホメオスタシス（恒常性）の維持といいます。しかし、体力がおちていたり、気候の変動が激しいと、調節が間に合わずに病気になります。

雨の日の頭痛

雨の日に頭が重くて起き上がれないとか、頭痛や吐き気で日常生活が妨げられるという人は自分の周囲を見回しても少なからずいるのではないでしょうか。症状の出現は、雨の日の当日より、その前日や前々日に始まっている場合も多いといいます。実際ボストンの病院の救急外来で、頭痛で来院した患者さんを調べたところ、一～三日前の気温の低下や気圧の低下と強い相関があったと報告されています。日本でも愛知医科大学の佐藤純先生は、天気の変わり目になると、めまい、だるさ、眠気が出て、その後に強い痛みに襲われるという患者さんに人工気候室を使って気圧の変化を体感してもらい、痛みの変化を記録しました。五分間に四〇ヘクトパスカル気圧を下げると、気圧の下がり始めに痛みが増加することがわかりました。患者さんたちがしばしば口に

JCOPY 88002-588

する「雨が降っているというよりも、天気が崩れ始めると痛くなる」というのは、こうした経過を反映したものだと納得がいきます（**図3**）。

梅雨時は、まさにこうした天候の変化が多い季節です。実際の症例をあげてみましょう。一五歳の女子高生（症例四）です。激しい頭痛が週に一回くらいあり、嘔気とめまいも伴っています。痛みは朝の起きぬけに多く、後頭部を中心に絞扼《こうやく》性、拍動性で鎮痛剤が効かないといいます。ご愛用のスマホにダウンロードしてある頭痛予想アプリがみごとに当たるそうです。診察すると、脈が浮いており、舌には糸状《しじょう》乳頭《にゅうとう》が厚くなって苔《こけ》がついたように見える白苔《はくたい》があり、浮腫んで大きくなった胖舌《はんぜつ》で歯痕舌《しこんぜつ》も認めました。歯痕舌《しこんぜつ》とは、浮腫んで大きくなった舌が、歯に押されて凹みギザギザに見える所見をいいます。こうした所見から、体内の水分の分布が偏っている水滞《すいたい》と診断しました。そこで、五苓散《ごれいさん》⑰一包を屯用として処方し、痛くなってから飲むのではなく、予想アプリで頭痛危険ゾーンが出たら予防的に服用するように指示しました。二週間後には、予防内服が功を奏してほとんど頭痛を感じなかったと喜んでもらえました。

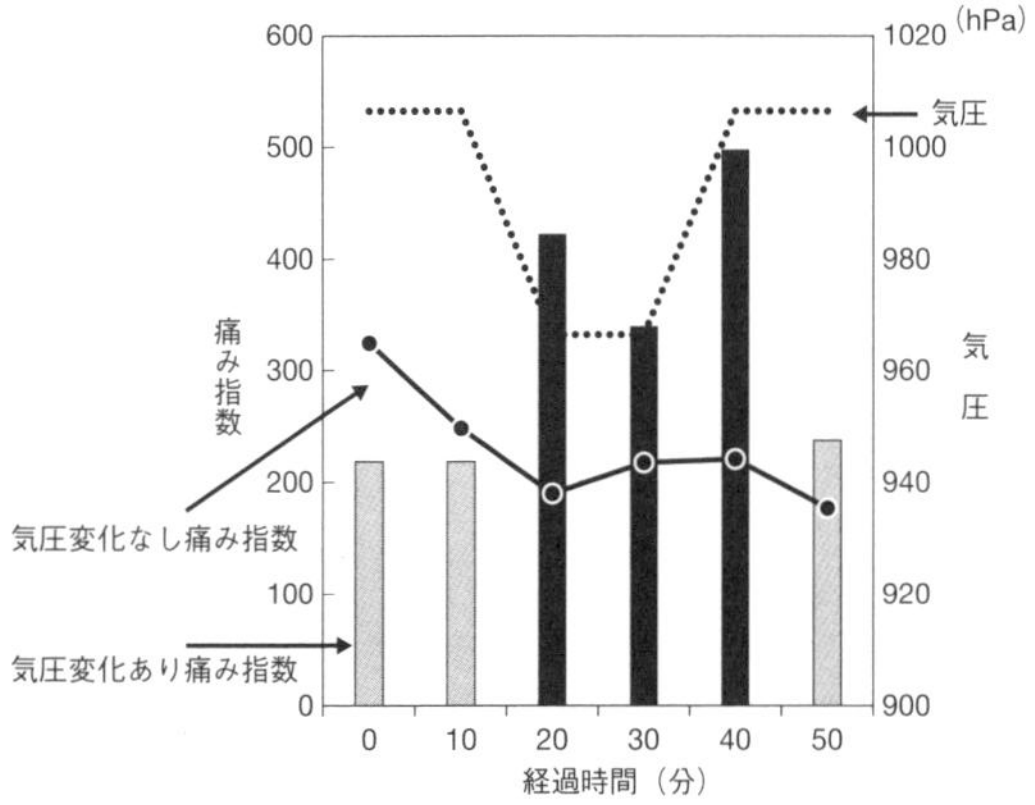

図3　気圧の変化と痛み

（佐藤　純：天気変化と痛み．Anesthesia Network 15：32-34, 2011）

愛知県の灰本元先生は、頭痛と五苓散《ごれいさん》⑰の効果について繰り返し研究され、雨の日の前日に起こる頭痛に関しては、五苓散《ごれいさん》⑰の有効率が九〇%に達することを報告されています。そして、雨の前日の頭痛の原因は、移動性低気圧の接近と結論付けています。同じく愛知県の田上和憲先生は、第四三回日本小児東洋医学会学術集会において、気圧アプリを参考に五苓散《ごれいさん》⑰を投与し、頭痛を予防している症例を示されました。この報告を参考に私の患者さんにも五苓散《ごれいさん》⑰の予防投与を応用させていただいています。

雨の降る日は月経痛が重い

梅雨が始まった六月の半ば、小学六年生の女子（症例五）が、激しい下腹部痛を訴えて救急外来にかつぎ込まれてきました。痛みのあまり、「痛いよー。早く止めて」とパニックになり泣き叫んでいます。最初の診察で、急性腹症を鑑別し、次にお母さんから「月経が始まったばかりで、毎回痛みが強い」とお聞きし、「まずい薬だけど、すぐ効くからね」と手渡したのが、芍薬甘草湯《しゃくやくかんぞうとう》68でした。必死の形相で薬を受けとり、紙コップの水で芍薬甘草湯《しゃくやくかんぞうとう》68を口にした彼女は、あまりのまずさに「ブフォッツ！」と半分くらい吐きだしてしまいました。しかし、ものの数分で叫び声が聞かれなくなり、「もう大丈夫です」と帰るころには、笑顔すら浮かべていました。芍薬甘《しゃくやくかん》草湯《ぞうとう》68は、骨格筋、平滑筋を問わず、痙攣性疼痛を数分で鎮める効果があります。ところで梅雨時に月経の症状が重くなる理由は何でしょうか。おそらく気温の低下による瘀血《おけつ》と水毒《すいどく》だと私は

JCOPY 88002-588

考えています。水毒《すいどく》とは、循環が悪化し、異常な部位に停滞した水が痛みや熱、浮腫みなど不都合な症状を起こした場合をいいます。体質によって処方の選択は微妙に違いますが、瘀血《おけつ》と水毒《すいどく》に効果的な当帰芍薬散《とうきしゃくやくさん》㉓はもっとも理にかなった処方です。水毒《すいどく》より瘀血《おけつ》が目立つなら桂枝茯苓丸《けいしぶくりょうがん》㉕、便秘やイライラが強ければ桃核承気湯《とうかくじょうきとう》61も選択肢に入るかもしれません。こうした処方で、瘀血《おけつ》や水毒《すいどく》など背景となる不調を改善しながら、月経痛自体には子宮平滑筋の痙攣性疼痛をやわらげる芍薬甘草湯《しゃくやくかんぞうとう》68を頓服投与すれば、NSAIDsに代表される鎮痛薬の使用機会を減らすことができます。

五苓散《ごれいさん》⑰は細胞膜上のアクアポリンに作用

なぜ気圧が変化すると痛みが増すのでしょうか。延永正《のぶながまさし》先生による次のような仮説があります。正常な組織は気圧が低下すると、細胞内の水分を血流中に排出して圧力を調節しますが、病的組織では調節ができません。そのために細胞内に水分が貯留して内圧が高まり、周囲の正常組織との間に圧力の差が生まれます。このため痛みや腫れが起こるのではないかというのです。現在では、細胞の水分量の調整に関与する細胞膜上のアクアポリンの存在が知られています。五苓散《ごれいさん》⑰は、アクアポリンの阻害作用を介して、細胞の内外の水分の流れを調整していることが、礒濱洋一郎先生により報告されています（図4）。五苓散《ごれいさん》⑰による細胞内圧や周囲組織の水分の調節作用が、頭痛を抑えるのに役立っていると推測されます。さらに、アクアポリンの最近の知見として、水分の調節以外に炎症にも関与している可能性が指摘されており、痛みの軽減に関して、多方面からの作用があるのかもしれません。

芍薬甘草湯《しゃくやくかんぞうとう》(68)と痛み

芍薬甘草湯《しゃくやくかんぞうとう》(68)がこむら返りに有効性が高いことは、ずいぶんと有名になり、地元長野市ではマラソンを趣味とするお医者さんのマストアイテムとなっています。この場合、こむら返りが治るのは、横紋筋である下腿三頭筋の痙攣を止めるからですが、月経痛を緩和する理由は、子宮平滑筋の痙攣性収縮を和らげるからです。このように、芍薬甘草湯《しゃくやくかんぞうとう》(68)は、横紋筋でも、内臓平滑筋でも、筋肉の痙攣を治療することができます。ところで、芍薬甘草湯《しゃくやくかんぞうとう》(68)は、文字通り芍薬＋甘草の二味《み》からなるシンプルな処方です。その作用機序は、まず、芍薬成分であるペオニフロリンがアセチルコリンなどの受容体依存性収縮を抑制すると同時に遅発性カルシウムチャネルを介したカルシウム流入を抑制し、一方、甘草成分グリチルリチンは受容体依存性収縮、脱分極性収縮、自発収縮を抑制すると同時に細胞内カルシウム濃度の上昇を抑制するとされています（図5）。さら

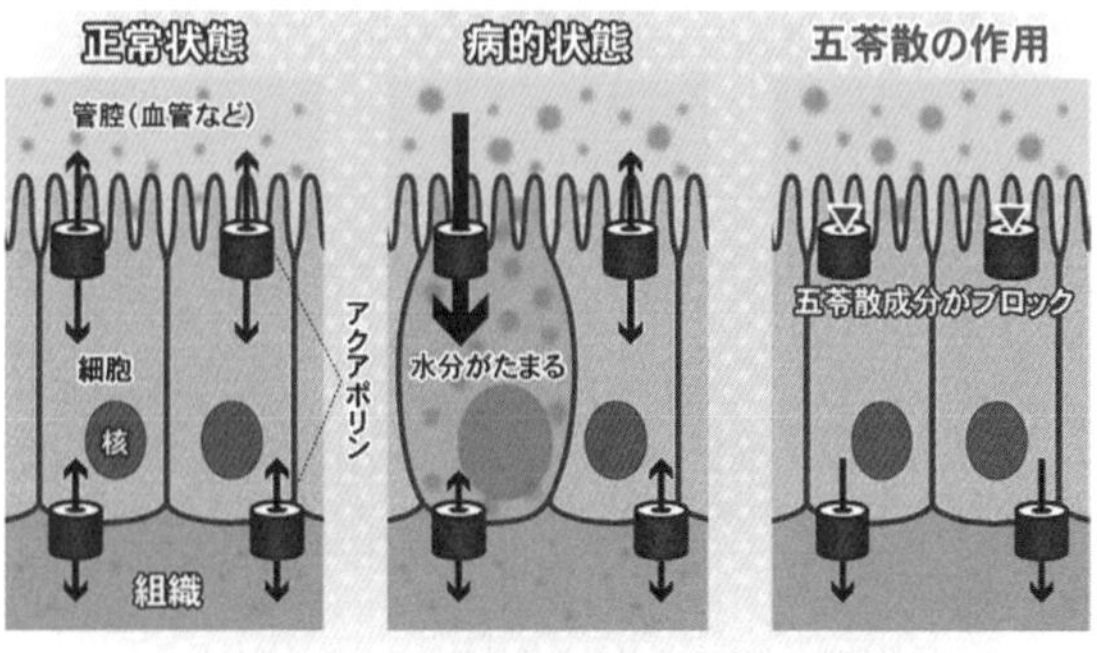

図4　アクアポリンを介した浮腫に対する五苓散《ごれいさん》(17)の効果

JCOPY 88002-588

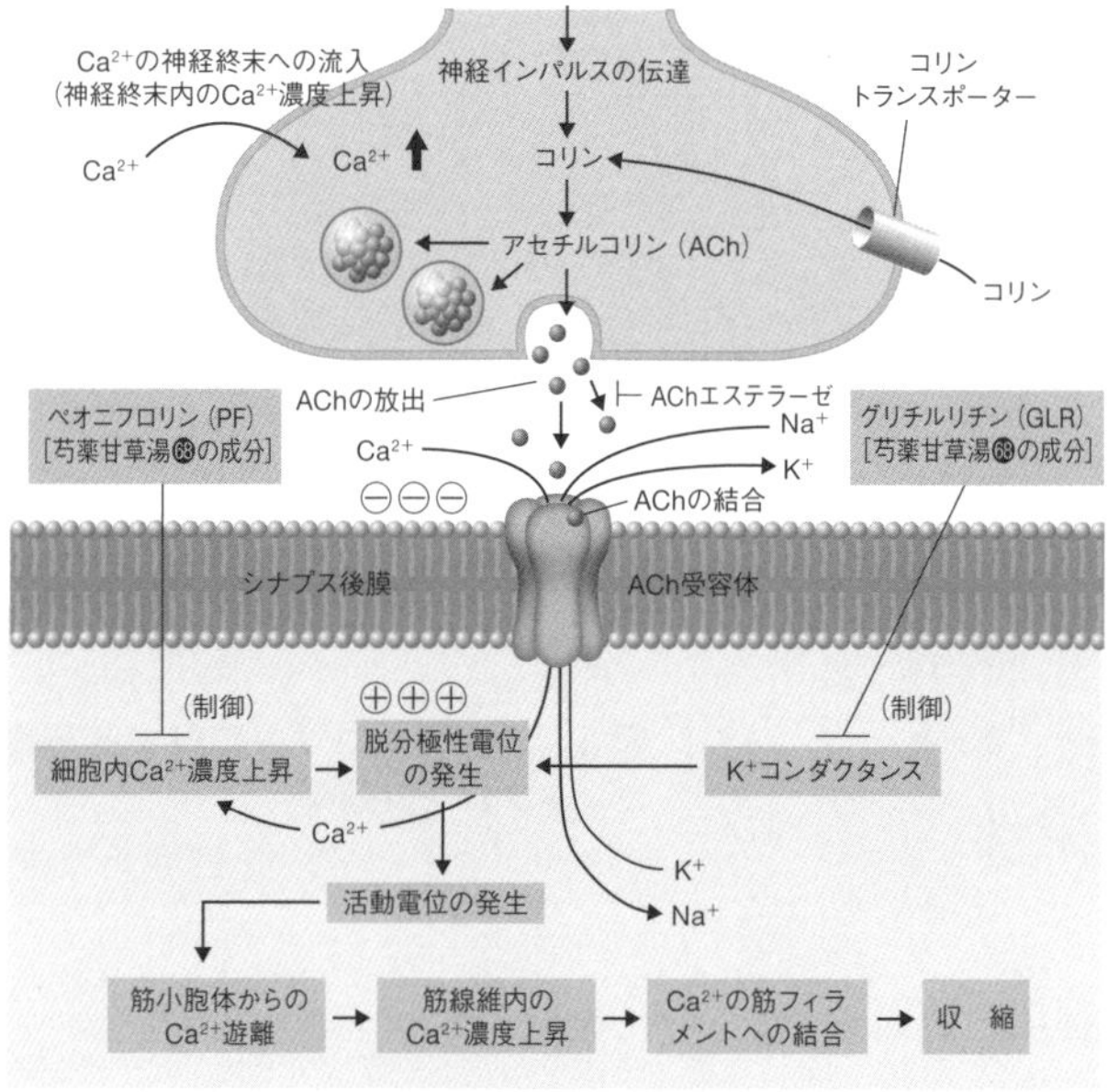

図5　芍薬甘草湯《しゃくやくかんぞうとう》68の作用メカニズム

（木村正康，木村郁子：芍薬甘草湯による骨格筋の弛緩作用．漢方医学 35：155, 2011）

に、芍薬と甘草の濃度が低くても、両者を合わせることで、効果が著明に増加することが報告され、これを生薬のブレンド効果と呼びます（**図6**）。多くの漢方薬が、ブレンド効果を基礎に構成されているのではないかと想像します。

さらに芍薬甘草湯《しゃくやくかんぞうとう》68のすごいところは、痙攣を止めるだけではなく、痛みも緩和することです。最近の研究により、芍薬甘草湯《しゃくやくかんぞうとう》68は脊髄下降性に侵害受容体閾値を上げ、痛みを改善することが報告されています（**図7**）。

一方、芍薬甘草湯《しゃくやくかんぞうとう》68をめぐる疑問として、「その即効性はどのようにもたらされるか」という点があります。通常の鎮痛剤は、小腸で吸収が始まるので、一般に三〇分くらいは待つ必要があります。しかし、芍薬甘草湯《しゃくやくかんぞうとう》68は、複数の研究から数分単位で効果が発現することがわかっています。ところが、処方中の有効成分は、配糖体の形で存在しており、芍薬ではペオニフロリン、甘草ではグリチルリチンが相当します。配糖体は、盲腸以降に存在する資化菌によりグルコースが取れ、ペオニフロリンがペオニメタボリン、グリチルリチンがグリチルレチン酸というアグリコンに代謝されて初めて吸収が始まるとされています。その過程が数分で達成されるわけがありません。「数分で効くなんてプラセボ効果に決まっているでしょ！」という突っ込みに反論の余地はありませんでした。ところが、牧野利明先

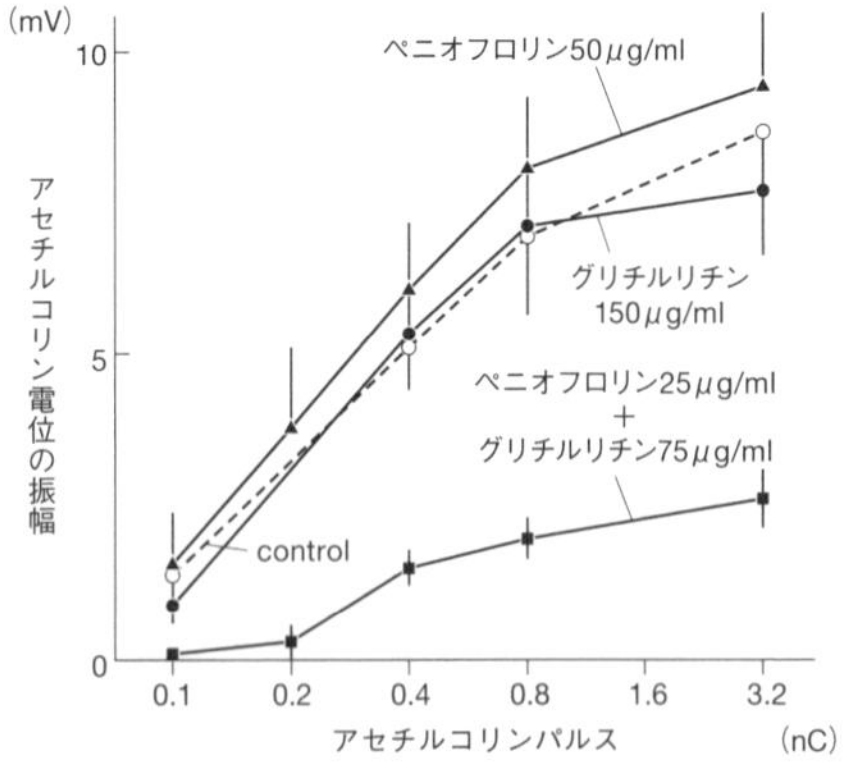

図6　アセチルコリンに対する芍薬と甘草のブレンド効果

(Kimura M, et al.：Combined action in blocking effects of paeoniflorin and glycyrrhizin on isolated phrenic nerve-diaphragm muscle preparations of mice. Advances in pharmacology and therapeutics Ⅱ, vol.6, p248, 1982, Kimura M, et al.：Depolarizing neuromuscular blocking action induced by electropharmacological coupling in the combined effect of paeoniflorin and glycyrrhizin. Japan J Pharmacol 37：397, 1985より引用)

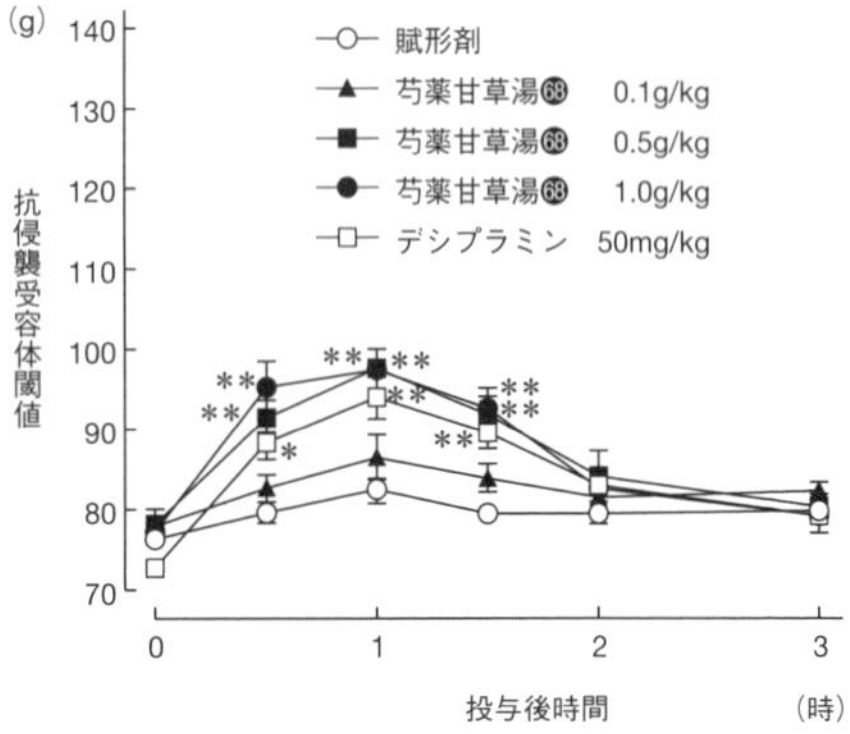

図7　芍薬甘草湯《しゃくやくかんぞうとう》68の侵害受容体閾値に対する効果

(Omiya Y, et al.：Antinociceptive Effect of Shakuyakukanzoto, a Kampo Medicine, in Diabetic Mice J Pharmacol Sci 99：376, 2005より引用)

JCOPY 88002-588

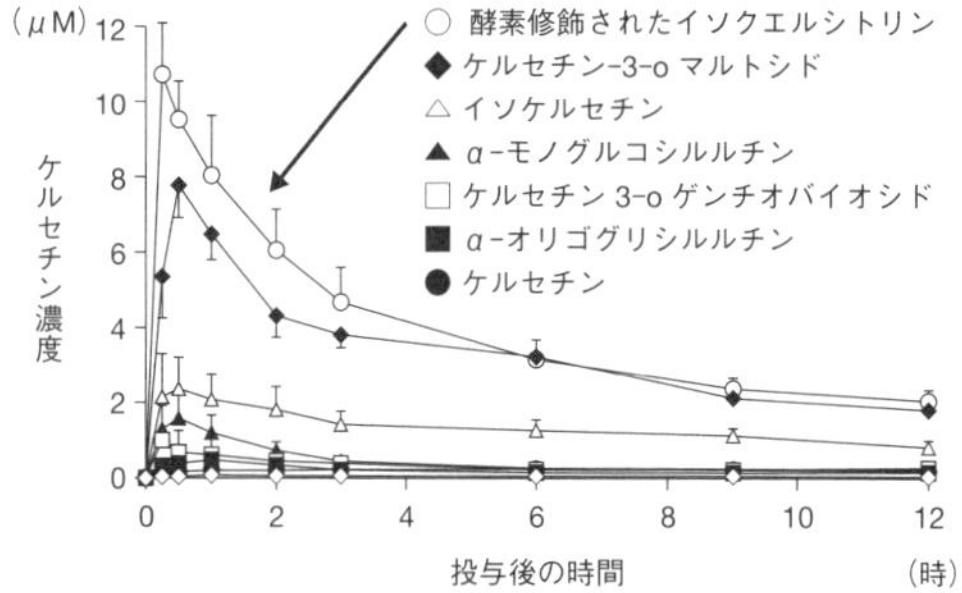

図 8　ケルセチン配糖体の血中濃度

（Makino T, et al.：Enzymatically modified isoquercitrin, alpha-oligoglucosyl quercetin 3-O-glucoside, is absorbed more easily than other quercetin glycosides or aglycone after oral administration in rats. Biol Pharm Bull 32：2037, 2009より引用）

生の研究によるとフラボノイドの一種であるケルセチンを、アグリコンとして、あるいはグルコースを付けた配糖体として、ラットに経口投与すると、アグリコンとして投与した時と比べて、グルコースが結合した配糖体のほうが血液中に現れる濃度が高く、しかも、配糖体を経口投与した一五〜三〇分後には、すでに血液中に存在するケルセチン配糖体の濃度が最高となっていたのです（**図8**）。

これは、小腸上皮の酵素による作用ですが、最近ではグルコーストランスポーターを介した配糖体の細胞内への直接取り込みも報告されています。しかも、グリチルリチンに関しては、モノカルボン酸トランスポーターが配糖体のままのグリチルリチンを直接細胞内に取り込むこともわかっています。こうした細胞レベルの吸収機構が働くことによって、数分単位で血中濃度を上げ、効果を現すことがようやく証明されてきたのです。

天気頭痛の意外な効用

最初に天皇の頭痛を治療した安倍晴明の話をしましたが、私は晴明も雨の前日に頭痛を感じていた天気頭痛の持ち主ではなかったかと想像しています。安倍晴明は、国家公務員として、陰陽寮という役所で天文陰陽博士の地位についていました。名前から想像するに、雲や星の動きを読み、予報や助言をする仕事かと思います。今でいう気象台と天文台を兼ねた役所かもしれません。そして、正式な記録の中に、「みごとに雨乞いで雨を降らせた」と記載されているのです。呪術や式神を使って雨を呼ぶというとおどろおどろしいのですが、安倍晴明が雨の前日に頭痛があったと仮定すると話は簡単です。「頭が痛いので、明日は雨だ」と感じたら、その時を逃さず雨乞いの儀式をすればよいのです。何も知らない世間の人々や彼の上司である天皇は、翌日の雨を見て「清明の雨乞いが成功した」と感心することしきりだったのでしょう。同様に雨乞いの巫女や日本一有名な巫女?である女王卑弥呼も天気痛の体質があったと想像されます。時代が下って、戦国時代に大雨の中で、桶狭間の奇襲をかけた織田信長は、出陣の前日に軍議も開かず早々に寝てしまったといわれています。これは、内通者に情報を漏らさない作戦だったというのが通説ですが、豪雨の前日で頭痛が重く、軍議どころでなかったのかもしれません。こうした歴史上の人々は、頭痛という体質を自分の職業や運命に対して上手く利用していたと考えられないでしょうか。では、現代に生きる天気頭痛の患者さんはどうでしょう。お母さんが、「この子は雨の度に頭を痛がって、将来仕事ができるんでしょうか」と嘆くのに対して、「ピッタリなお仕事がありますよ。それは気象予報士です」と私はアドバイスしています。

女性の痛みを共有

梅雨時や初雪の頃には月経痛が重くなるという話はたびたび耳にします。ある女子高生が、いかにもけだるそうに診察机に頬づえをつきながら「先生さぁ～↘、雨の日ってぇ、眠いしぃ、生理痛でさぁ、お腹がチョー痛いんだよねぇ。二日目は特に辛いんだよぉ、かったるいんだよねぇー、わっかるでしょ～↗」と上目遣いで救いを求めてくるんです。そんな彼女に対して、意地悪なおじさんは「ごめんね～↗、僕まだぁ生理が来てないからぁ、そーいうのわかんないな～↘」と冷たく言ってしまいました。しかし、こんな時こそ、女性の苦しみに寄り添う気持ちが大切なのだと、後山尚久先生が講演会でおっしゃっていました。とかく男性医師は、痛みならNSAIDsを盲目的に処方してしまいがちですが、月経痛が重い子に限って、お腹も弱く下痢しやすかったり、腹痛を度々訴えたりします。冷えて痛いところへ、体を冷やすような薬剤を投与することは、かえって痛みの原因を煽っていることにもなりかねません。芍薬甘草湯《しゃくやくかんぞうとう》68を処方するにしても、「あなたは体が冷えやすいから、解熱鎮痛薬の代わりに漢方薬にしますね」とか「お腹がデリケートだから、胃腸に優しい薬にしますね」とか説明したほうが、服薬コンプライアンスが上がるのではないでしょうか。

3 夏なんてキライだ！ 夏の食欲低下、全身の疲れに効果的な漢方薬

長野県人だって夏は暑い

「ユダヤ人だって冬は寒いし、夏は暑い」というのは、シェークスピアの戯曲ユダヤの商人の悪役シャイロックのセリフです。軽井沢や志賀高原など爽やかな夏のイメージが先行する長野県では、住民の多くは高原ではなく盆地の底に住んでいるので、数値的には大都会を上回る猛暑にさらされています。そんな中で、夏バテする子どもたちも当然多く、特に運動部でまじめに活動しているようなアスリートが犠牲になります。

六月半ばに一四歳の男子中学生（症例六）が、全身倦怠感と朝起き不良を訴えて受診しました。朝は食欲があまりないのですが、腹痛も下痢もなく、汗がやたらにたくさん出るそうです。舌の中央部が凹んで溝になっている裂《れつ》がみられ、脈は沈んでいます。梅雨時の蒸し暑さによる暑気あたりと判断し、清暑益気湯《せいしょえっきとう》136を二包、一日二回朝・夕食前に処方しました。一ヵ月後、やはり、朝が起きられないし、朝食がとれないと訴え、野球の試合中に激しい腹痛も出現したそうです。そんな中、野球部の主将に選ばれて責任が増え、二週間後には学校行事の一つとして北アルプス

への登山が迫っていました。診察上は、腹直筋攣急《ふくちょっきんれんきゅう》、臍周囲の圧痛も認められ、脈は弦脈《げんみゃく》で、日々のストレスによる緊張と思われました。そこで、夜の睡眠の質を高める意味で、抑肝散加陳皮半夏《よくかんさんかちんぴはんげ》❽❸と、朝の不調を改善するために苓桂朮甘湯《りょうけいじゅつかんとう》❸❾を追加しました。二週間後、登山の直前に診察すると、処方追加後五日で、起こされなくても朝自分で起きて朝食をしっかりとれるようになり、部活も毎日頑張っているのにぐったりすることがなくなったといいます。本人の感じ方では、前回受診時の体力は通常の二割だったが、現在七割くらいまで回復し、調子良いというお話しだったので、登山まで同じ治療を継続しました。さらに、二週間後には、登山も無事に終えて、元気な状態が続いていたので、清暑益気湯《せいしょえっきとう》136を朝一回のみとし、秋のお彼岸まで続けることにしました。

夏バテには、清暑益気湯《せいしょえっきとう》136

夏バテの特効薬といったら清暑益気湯《せいしょえっきとう》136で決まりです。その成分は、人参を中心とする胃腸機能を改善するもの、黄耆《おうぎ》など汗をコントロールするもの、麦門冬《ばくもんとう》など水分の喪失を防ぐもの、暑さを和らげる黄柏《おうばく》から構成されます。暑い季節に必要な成分がバランスよく配合されています。古来漢方医学では、点滴という補液手段を持たなかったため、体を潤すための生薬成分を使用してきました。清暑益気湯《せいしょえっきとう》136では、人参、麦門冬《ばくもんとう》、五味子《ごみし》がこれにあたります。ちなみにこの三つの生薬は、生脈散《しょうみゃくさん》と呼ばれ、体内・血中の水分が減って脈が弱ったときに与えると脈がよみがえるといわれます。

夏の暑さで体力が落ちて、清暑益気湯《せいしょえっきとう》136で改善した場合、暑さが峠を過ぎる九月下旬まで内服を続け、秋になったら廃薬となることが多いのですが、夏の疲れが尾をひいて、いつまでも元気が出ない人もいます。そうしたケースでは、清暑益気湯《せいしょえっきとう》136にかえて、補中益気湯《ほちゅうえっきとう》41をしばらく続けると体力が維持できます。

スーパーマンになれない

清暑益気湯《せいしょえっきとう》136は、本来体の弱い人やお年寄りが、夏の暑さに負けた場合の処方といわれています。しかし、現代では、中学生や高校生が必要とする場合も増えてきました。「だから現代っ子はひ弱だ」と年寄臭いことを言う前に彼ら、彼女らの言い分をよく聞いてみてください。七月上旬に受診した一一歳の男子（症例七）は、部活の遠征でバスの中で嘔吐し、その後嘔吐を繰り返しました。強い倦怠感も訴えていました。レントゲンや血液検査で異常はなく、脈も浮いていたため、梅雨明けの時期の水滞《すいたい》と判断し、五苓散《ごれいさん》17や苓桂朮甘湯《りょうけいじゅつかんとう》39など水分を調節する処方を使用しました。しかし、嘔吐の回数は減ったものの、強い倦怠感が続きました。すでに梅雨も明けていたため、清暑益気湯《せいしょえっきとう》136へ処方を変更しましたが、どうしても倦怠感がとれませんでした。あらためて発症前からの話をきいてみると、陸上部で良い記録を出し周囲からの期待が強い、さらに球技も上手いのでサッカー部と野球部のレギュラーをしている、週末はそれぞれの競技で試合があり、休めないというのです。体が弱いどころかあまりにも優秀なアスリートであるゆえに、各方面から依頼があり、性格がまじめなために断ることができず、しかもすべてを全力で取り組んでいるということでした。倦怠感は、病気というより単純に過労だったのです。彼に対して最初に伝えたのは、「オリンピックのメダリストは、平均寿命が短いこと知っていた？　過剰な運動は、体に負担をかけて、寿命を縮めるんだよ」ということです。彼は凍り付いたような表情で話しを聞いています。「三つ頼まれたら、一つ断るようにしないと体がもたないよ」「とりあえず、この週末は何か一つ断れるかな？」と尋ねると「サッカーの合宿止めます」と彼はきっぱり言いました。

彼のように、体力に自信があると、限界がわからずに過剰な負担を背負い込みます。しかし、誰しもスーパーマンにはなれません。人並みのことをやっていてもトップに立てないのは確かでしょうが、体と心の限界を超える生活を続けて故障するトップ選手が多いのは、どの種目でも周知の事実です。

「〇カリ凍らせといて」

夏場の暑さに対して、「脱水を防ごう」というキャンペーンは、マスコミを通じてかなり浸透してきたと思います。短時間に繰り返し水分をとるとか、咽が乾いていなくても水分を少しずつとるとか、具体的な方法もいろいろいわれています。スポーツをする子どもたちも、お茶や水だけでなく、スポーツ飲料を飲むように指示されている場合もあります。特に、日本で最初に広まった〇カリ〇エットは人気の商品です。しかも、口当たりを良くするために、あらかじめ冷凍庫で凍らせておいて、練習の合間に少しずつ溶かしながらちびちび飲むのが止められない美味しさだと子どもたちは言います。しかし、何事も過ぎたるは及ばざるがごとしで、冷たい水分を取りすぎて、胃がタプタプになり、胃腸が冷え、糖分の取りすぎで食欲がおちている子どもたちもしばしば目にします。こうした生活を繰り返すことで、嘔気、腹痛、下痢を起こしたり、頭痛やめまいで朝起きられなかったりもします。こうなると、清暑益気湯《せいしょえっきとう》136だけでは歯が立たず、五苓散《ごれいさん》17を頓服したり、胃腸の治療を中心とした処方に変えたりする必要も出てくるのです。先ほどの男の子も、「〇カリ凍らせたりしてないよね」ときいたところ、「『〇カリ凍らせといてね』と頼まれます」とお母さんが答えていました。

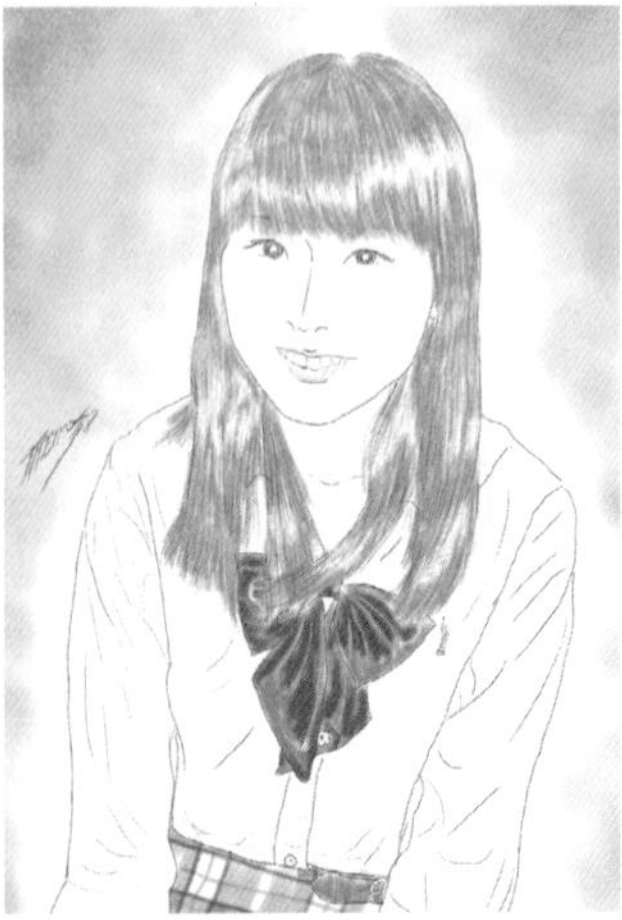

JCOPY 88002-588

4 夏の夜中は別の顔 朝の頭痛、腹痛の意外な原因とその治療

真夏の夜の怪談⁉

それは、あるお母さんが話してくれた背筋の凍りつくような実話です。そのお母さんは、蒸し暑い夜に物音で目を覚ましました。何か硬いものをかみ砕く音が、断続的に繰り返されています。その発信源はどうやらキッチンのようです。足音を忍ばせて、明かりの消えた部屋の中をのぞくと、冷蔵庫の明かりに照らされた我が子の顔が、ひとつ、またひとつと……氷を口に運んでいるのです。「あんた、こんな夜中に何やってんの！」「だって、咽が乾いて眠れないんだもん」という会話が、この夏も各家庭で同時多発的に繰り返されているのではないでしょうか。こうした娘さんたちの共通項は、朝になるとお腹が痛くてとか、頭が痛くて学校へ行けないということです。都市伝説で、鉄分が足りなくなると硬いものがかじりたくなるともいいますが、こうした症状を訴えるお子さんの血液検査をしてみても、必ずしも全員が貧血ではありませんし、ましてや鉄欠乏でもありません。逆に鉄欠乏性貧血の人に、片っ端から氷をかじるか尋ねてみるのですが、氷かじる派はむしろ少数です。さらに、細かいことをいうと、無味無臭の氷よりも、味のついたア

イスキャンデーやアイスクリームを好む女子が多いのです。私は、こうした夏の夜に異常行動をとる少女たちを、妖怪〝氷かじり〟と一括して呼んでいます。

止められない夜の習慣

実際の患者さんの声を聞いてみましょう。一六歳の女子高生（症例八）です。頭痛と嘔気がほぼ毎日で、めまいも時々あり、激しい頭痛で苦しむこともあるそうです。他に、夜間の睡眠が浅くて、目が覚めるため昼間も眠くなると言います。夏でも四肢冷感があり、手汗が出たり、体育の後の授業で鉛筆を持っていると手が震えてくることも気になっています。

診察上は、心窩部を触れると冷感があり、臍周囲圧痛を認め、脈は浮いており弦脈《げんみゃく》です。舌の白苔《はくたい》がありますが、歯痕舌《しこんぜつ》ははっきりしません。お腹を中心とした冷えがあり、交感神経が過緊張の状態だと思われました。

最初に小建中湯《しょうけんちゅうとう》(99)二包を一日二回朝・夕食前に二週間分処方しました。しかし、再診時にも頭が締め付けられるようなひどい頭痛が朝から昼と夜寝る前に続いていました。この時の診察で、心窩部の冷感は多少改善していたものの、心窩部を押すと抵抗があり痛みや違和感を伴う心《しん》下痞鞕《かひこう》と右の胸脇苦満《きょうきょうくまん》に加え、腹直筋攣急《ふくちょっきんれんきゅう》が目立ち、舌の白苔《はくたい》だけでなく、歯痕舌《しこんぜつ》も出てきました。また、顔面の三叉神経開口部（眼窩上孔、眼窩下孔、オトガイ孔）を軽く押すと圧痛を訴えました。この部位は、バレイ（Valleix）の圧痛点と呼ばれ三叉神経痛の目安となります（図9）。

この時期は、七月下旬で暑さもピークに達する頃だったためか、毎晩寝る前に氷をかじっているとお母さんからチクリがありました。

心も渇く

夏だから確かに暑いことも暑いでしょうが、ストレスで緊張が高い時も無性に咽が乾きます。咽の渇きに五苓散《ごれいさん》⑰も良いのですが、ストレスに対処しないと咽の渇きも心の渇きも止まりません。そこで、柴苓湯《さいれいとう》114二包を朝夕二回食前に投与しました。しかし、柴苓湯《さいれいとう》114は体を冷やす作用もあるので、温める意味で桂枝茯苓丸《けいしぶくりょうがん》㉕も併用し、バランスをとりました。痛み止めとしては、水分をさばき、温める作用も期待できる桂枝加朮附湯《けいしかじゅつぶとう》⑱一包を頓服として使ってもらいました。その結果、一ヵ月後には、頭痛は著明に改善し、腹痛がちょっと残るだけになりました。お母さんに厳しく言われ、氷は我慢しているそうです。

ガリガリしたい

赤ちゃんが不安になったとき、しきりにおしゃぶりを吸って自分を落ち着かせようとします。また、外へ出ることができない猫カフェの

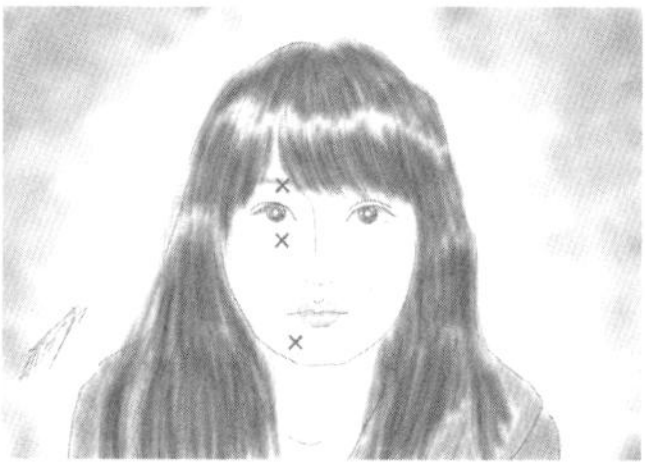

図9　バレイ（Valleix）の圧痛点

猫が、やたらとじゃれついてきて甘噛みとはいえないレベルで歯を立ててくることがあります。いずれもストレスに対する代償行動だと思いますが、氷をかじる女子中高生にも同じことがいえるのかもしれません。典型的な症例は、中高一貫の私立名門女子校へ通う一三歳の中学生（症例九）です。五月の連休明けの日から、頭痛、腹痛、嘔気、エレベーターに乗っている時のようなふらつきと、腹痛を訴え学校を早退しました。その後も、頭痛、腹痛が改善しないため病院を受診しました。クラスの人間関係に不満があり、夜になると無性に氷が食べたくなってガリガリかじっていると言います。診察上は、心下痞鞕《しんかひこう》に加え左胸脇苦満《きょうきょうくまん》や臍周囲の圧痛があり、弦脈《げんみゃく》です。舌に厚い白苔《はくたい》があり、内臓が冷えているようです。治療は、半夏白朮天麻湯《はんげびゃくじゅつてんまとう》37二包を一日二回朝・夕食前と抑肝散加陳皮半夏《よくかんさんかちんぴはんげ》83一包を一日一回寝る前、腹痛の頓服として、安中散《あんちゅうさん》❺一包を処方しました。一ヵ月後、痛いときにも安中散《あんちゅうさん》❺の頓服で腹痛は治まり、やがてまったくなくなりました。頭痛も、気にならない程度まで改善していました。

こころとカラダの渇きを癒す柴苓湯《さいれいとう》114

柴苓湯《さいれいとう》114は、小柴胡湯《しょうさいことう》❾と五苓散《ごれいさん》⓱を合わせたものです。小柴胡湯《しょうさいことう》❾は、風邪の慢性期である少陽病《しょうようびょう》の処方として有名ですが、さらに、肝鬱化火《かんうつかか》、いわゆるイライラ、怒りっぽい症状にも適応があります。難しい漢字が並びましたが、まず、少陽病《しょうようびょう》とは漢方の考え方で病気のステージを六段階に分け、病気の原因としての病邪《びょうじゃ》が表面から裏側へ進む途中の半表半裏《はんぴょうはんり》、つまり急性期から慢性期に移行する時期を指します。さらに、肝鬱化火《かんうつかか》とは、ストレスのために気の流れが滞り、その結果、ゆううつ感、いらいら、怒りっぽい、口が苦い、胸脇部が脹って苦しい、寝つきが悪いなどの症状が出現した状態をいいます。一方、五苓散《ごれいさん》⑰はいうまでもなく利水剤《りすいざい》で、水《すい》滞《たい》による嘔気、頭痛などに効果があります。ストレスが高じて交感神経の緊張が高まった結果、咽が異常に渇き、氷をかじらずにはいられなくなった子どもたちにぴったりだと思います。しかし、注意しなければいけないのは、氷の大量摂取により、水滞《すいたい》だけでなく胃腸の冷えも合併してくるので、体を温めるか胃腸を保護するような手立てを考えたほうが良いでしょう。むしろ、お腹をいたわるという意味で、小建中湯《しょうけんちゅうとう》(99)を投与するだけで、腹痛も頭痛も改善する場合もあります。

温めて痛みをとる桂枝加朮附湯《けいしかじゅつぶとう》⑱

桂枝加朮附湯《けいしかじゅつぶとう》⑱は、温めるだけでなく、利水《りすい》作用も加わって痛みを取る処方です。適応病名は神経痛、関節痛となっています。本来、冬の神経痛治療の定番ですが、夏場でも冷たい水分と氷の過剰摂取や、クーラーの効きすぎによる冷えで痛みが増強した時に季節外れの出番となります。頭痛の中でも、片頭痛や筋緊張性頭痛に桂枝加朮附湯《けいしかじゅつぶとう》⑱はそれほど効果があるとは思いませんが、右や左側頭部など片側性の頭痛は、三叉神経痛が混ざっている場合が多いので、バレイの圧痛点を確認した上で、投与を考えます。効果が足りない場合、構成生薬の附子《ぶし》を附子末《ぶしまつ》とし

JCOPY 88002-588

て増量することができます。附子《ぶし》とは、猛毒のトリカブトの根のことです。加熱することにより、毒性が消え、熱産生促進や鎮痛作用、強心作用が確認されています。特に、痛みがある時の頓服投与なら、桂枝加朮附湯《けいしかじゅつぶとう》⑱二・五gを一包に附子末《ぶしまつ》〇・三gから〇・五gを合わせて飲むように処方します。この時、附子末《ぶしまつ》単独で口に入れると、この世の物とは思えないまずさになるので、桂枝加朮附湯《けいしかじゅつぶとう》⑱のアルミパックを開けて、中に附子末《ぶしまつ》を入れ、よく混ぜてから内服するように指導しています。例え話として、「ココアを飲むとき砂糖とココアパウダーを別々に飲んでも美味しくないでしょう?」と話すと納得してくれます。

冷えてひきつれる痛みに安中散《あんちゅうさん》⑤

安中散《あんちゅうさん》⑤は、冷えによる中空臓器の痙攣性疼痛が適応となります。山本巌《いわお》先生によると、「冷たい飲み物を急に入れた胃袋が氷嚢代わりになり腹中を冷やす」といいますが、「氷かじり」の子どもたちは、まさにそうした生活習慣を繰り返して腹痛を悪化させるわけです。安中散《あんちゅうさん》⑤は、腹痛を治すだけでなく、腹の冷えから来る腸内ガス貯留による腹部膨満や冷えによる月経痛の緩和にも効果があります。お腹の冷えた女子が「腹痛なのか生理痛なのか区別がつかない」と訴えることがありますが、安中散《あんちゅうさん》⑤はいずれの痛みも解決してくれます。夜中に氷をかじる子どもたちは、朝に腹痛が出現するので、朝の頓服投与でも十分な効果があります。

JCOPY 88002-588

風呂上がりの一杯

「風呂上がりのビールが最高、生きてて良かった！」というおじさんは多いと思いますが、風呂上がりのコーラとか風呂上がりのアイスを生きがいとしているお子様も多いと思います。冷え性や胃腸虚弱の患者さんにとって、不健康極まりない習慣なのですが、コーラや高級アイス（特に○ー○ン○ッツ）には中毒性があって、そう簡単には止められないようです。せめてもの対策として、日が暮れたら氷温の食品は口にしないことを守ってもらいます。それだけでも達成できれば、「痛み止めの頓服が必要なかった」という状態に持ち込めます。

センターは牙で決めろ

氷をかじる子の中には、咽の渇きというより満たされない心を「かじる」という行為で晴らしている場合もあります。織田信長が乳児期に何人もの乳母の乳首をかみ切ったというエピソードが伝えられていますが、彼の乳児期からの満たされない心が、後の激しい人間像を形成したのかもしれません。氷で欲求不満が解消されるならまだマシなほうで、自分の爪や指を噛んだり、母親に噛みついたりという患者さんにもしばしば遭遇します。私が母親を噛むことを咎めると、ストレスが飼い犬に向き、スリッパでひっぱたいているとお母さんが嘆きました。本人に、「犬はどうしているの？」と尋ねると「噛み返してくる」というのですが、犬のほうは幼少期から噛む力の程度を学んでいるのか、傷になるような噛み方はしないそうです。「犬はスリッパが持てなくて不公平だから、お互い牙で勝負しろ」というと、犬に噛みついてじゃれ合うようになったそうです。犬も本人も牙を通してスキンシップをとることで、お互いにストレス解消になり、良好な関係が築かれているようでした。以前、某アイドルグループをテーマにしたゲームで、「センター（ポジション）は拳で決めろ」というセリフがありましたが、実際の芸能界のどろどろした醜い争いよりも、犬と少女との牙を通した原始的な交流のほうが、よっぽど爽やかに感じられます。

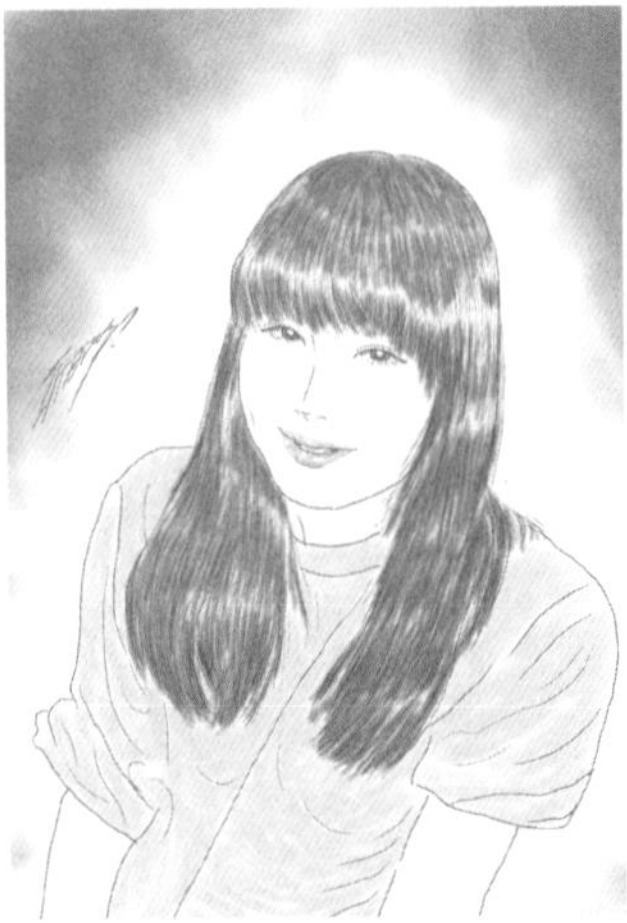

JCOPY 88002-588

5 秋風の憂い　夏の疲れに効果的な漢方薬

さよなら夏の日

夏休みも終わり新学期が始まってしばらく経つと、倦怠感や朝起き不良など体調の変化を訴える子たちが出現します。特に猛暑の夏ほどこの傾向が強いように思われます。それは、暑さで体力を消耗し胃腸が弱るためと、暑さに耐えきれず冷たい飲み物や食べ物を過剰に摂取するためと考えられます。夏場に食欲が低下することは誰しも経験があると思いますが、涼しくなってくると食欲が増し、ついつい食べ過ぎてしまうのは私だけでしょうか。そんな世間とは裏腹に秋になっても食欲が落ちたままだったり、さらに嘔気や嘔吐を繰り返す場合もあります。

一二歳の中学一年の女子（症例一〇）は、中学入学後から食欲が徐々に低下し、梅雨時、夏を迎えると嘔気や嘔吐の繰り返しがみられるようになりました。もともと細身の体形でしたが、身長一四六センチメートルに対して、体重は四〇キログラムを切っています。便の潜血反応は陰性で、胃痛もないことから出血性病変は否定的でした。腹部レントゲン写真では、大腸内に宿便が貯留しており、立位では胃や腸内のガス像がお臍の下まで移動しており、内臓下垂と思われました。六君子湯《りっくんしとう》㊸一日二包を朝夕二回に分け食前に服用してもらうと、嘔吐、嘔気は消失し、食事量も若干増えてきました。その後、季節の進行で気温が下がると、四肢末端の冷えが進行し、頭痛を訴えることもあったので、半夏白朮天麻湯《はんげびゃくじゅつてんまとう》㊲へと処方を変更し、症状の改善をはかりました。このように春から梅雨時、夏から秋へと気候の変化に伴い症状が悪化、または新たに出現した場合、半夏白朮天麻湯《はんげびゃくじゅつてんまとう》㊲への変更が効を奏することがあります。特に最初は胃腸症状だけだったのに、頭痛やめまいなどが新たに出現した場合に半夏白朮天麻湯《はんげびゃくじゅつてんまとう》㊲が主治医の頭に浮かびます。さらに季節が進み、雪が降って、頭痛や嘔気、めまいが悪化した場合、真武湯《しんぶとう》㉚に変えて症状が改善することも経験します。長野県北部の場合は、これに加えて大雪や吹雪に晒され、四肢の冷えが悪化すると附子末《ぶしまつ》を徐々に加えて寒さを耐え忍びながら春を待つこととなります。

人生に秋風が吹く頃

以上のお話は、夏が過ぎて涼しくなる季節の出来事です。秋風が吹く季節になると、楽しかった夏の思い出がふと胸をよぎります。同じように、人間の一生を一年に例えた場合、春は思春期、夏は働き盛り、そして秋になると…冷たい風はそっと心の中にも忍び込みます。夏の太陽が眩しかった人ほど、つまり若い頃の自分が輝いていた人ほど、人生の盛りを過ぎた時の憂いが大きいのかもしれません。ここでは趣を変えて、思春期を引きずりながら、実際は人生の盛りも過ぎつつある寂しい女性のエピソードを語りたいと思います。

うちの母《かあ》ちゃんが泣いてばかりいて

いつもお母さんと病院へ来ていたかかりつけの小児患者さんが、ある日珍しくお父さんに連れられて受診しました。診断は普通に風邪だったのですが、帰り際にお父さんが、一瞬躊躇した後、思い切ったような表情で言いました。「先生！　うちの母ちゃん（奥さん）がさあ、泣いてばかりいて何も手につかないから、先生から、何とか言ってやってくれないか」というのです。普段の元気でおしゃれなお母さんの姿からは考えられない、思いがけない相談でした。何が何だかさっぱりわかりませんが、お父さんが困っていることだけは確かなので、「とりあえず私にできることがあれば」とお母さんに来てもらうことにしました。一人で現れたお母さん（症例一一）は、いつもとは別人のようにしおれて、診察室の入り口から、ぼろぼろ涙を流しています。開口一番、「もし、重い病気だったらどうしよう」と泣き崩れてしまいました。何とかなだめながら聞き取れた話では、「祖母の介護で疲れている。手首の痛み、腫脹があり、内科へ行ったら、リウマチかもしれないと言われた。それから、何もやる気力がなくなり、泣いてばかりいる。夜も眠れない」ということでした。診察では、臍上悸《さいじょうき》が著明にあり、腹直筋が板状に硬くなっていました。とにかく、眠れるようにするために、抑肝散加陳皮半夏《よくかんさんかちんぴはんげ》83を一日二包で、朝晩二回処方しました。一週間後、診察すると、内服した翌日には感情失禁がなくなり、日常の家事ができるようになったそうです。しかし、嘔気があり、水滞《すいたい》が残っていると思われました。また、お臍の周囲も圧痛があり、瘀血《おけつ》が疑われました。そこで、加味逍遙散《かみしょうようさん》24一日二包を朝夕食前二回に変更しました。

すると、処方を変えた翌日から、お母さんは気分が嘘のように楽になり、元気が出たそうです。奥さんのあまりの変化に旦那さんが、「おまえ！　何の薬飲んだんだ？（覚せい剤とか）なんか変なモン飲んだんじゃないか」と尋ねたそうです。夫の驚くさまをケラケラ笑いながら話す様子は、すっかり元の明るいお母さんに戻っていました。

六君子湯《りっくんしとう》㊸はグレリンに作用

六君子湯《りっくんしとう》㊸は、成人領域では機能性ディスペプシアや胃食道逆流の治療薬としてポピュラーな処方です。小児でも、食欲不振や上腹部の不定愁訴に広く使うことができます。もともと胃腸の弱いお子さんはもちろんですが、夏の暑さや疲労の蓄積によって、消化機能が一過性に低下した場合にも適応があります。日常、心配事があると胃が痛むといいますが、心因性のストレスは胃の機能に直接的な影響を与えます。六君子湯《りっくんしとう》㊸は、生薬の構成からみて、四君子湯《しくんしとう》㊼に陳皮半夏《ちんぴはんげ》を加えてできあがりました。これは、単に消化機能を高めるだけでなく、陳皮半夏《ちんぴはんげ》により、水分の貯留を改善し、利気（気を巡らす作用）を図ることにより精神的なストレスにも対応しています。

女ざかりを過ぎて

一方、加味逍遙散《かみしょうようさん》㉔は、自律神経・内分泌などの機能失調により現れた諸症状、とくに婦人

JCOPY 88002-588

の精神神経症状を伴う諸症状に用いられることが多い処方です。石毛敦先生は、卵巣を摘出し、かつストレスを負荷することで睡眠時間を短縮させる、あるいはパニック行動が悪化する動物モデルに加味逍遙散《かみしょうようさん》㉔を与え、ストレスからくる症状を改善させるデータを示しています。つまり、卵巣機能が低下し、ストレスに弱くなった女性の臨床的にみられる精神神経症状の改善に加《か》味逍遙散《みしょうようさん》㉔が有用であることが予測されます。

あの人は今…症候群の治療に加味逍遙散《かみしょうようさん》㉔

私は、加味逍遙散《かみしょうようさん》㉔で症状が改善するような、心に隙間風が吹き込んだ女性を〝あの人は今…症候群〟と密かに名付けています。典型的には、昔、美人で男性に人気があった（と想像される）イケイケのお姉さんが、家庭に入って普通のおばさんとしての生活、あるいは老人介護の中に、ふとアンニュイ（倦怠感）を感じた時に現れる様々な不定愁訴を指します。〝あの人は今…症候群〟に特有な症状として、スカートなどに、自分の最盛期のファッションを微妙に残しているのが見て取れます。例えば、若い頃に着ていたようなタータンチェック、ミニのスカートとか、ワンレン、ボディコンなどの一世を風靡したファッションです。人生に秋風を感じる年齢になっても、輝いていた青春の栄光が忘れられないのでしょう。こうした年代の女性は、若い頃のように華やかな女性として見られることを密かに望んでいるのかもしれません。セクハラにならない程度に、ファッションや日頃のこころがけを褒めてあげると、とても喜んでもらえます。もう一つ、加味逍遙散《かみしょうようさん》㉔が効果を示す有名な症候があります。栃木の村松慎一先生が名付けたという通称〝コロンボ症候群〟です。これは、多彩な訴えと詳細な質問攻めにあった医者が、ようやく診察を終えカルテを書いているときに、不意打ちで診察室に戻り、一番大事な一言を告げる患者で、多くは中年の女性です。その相手の油断を突くタイミングが、刑事コロンボの「ひとつ忘れてました…」という決まり文句に極似しているのです。

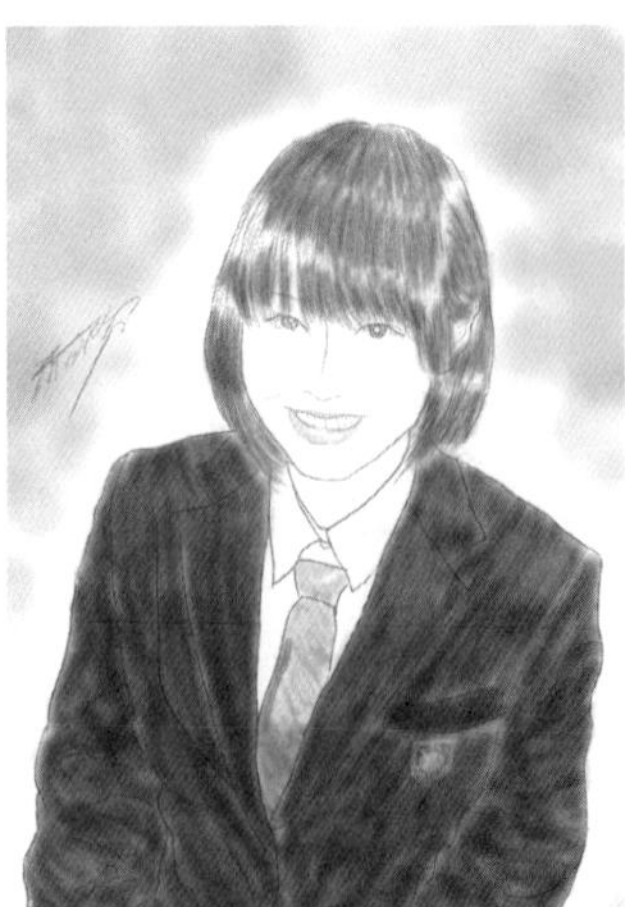

6 冬がまた来る　寒い朝の腹痛に効果的な漢方薬

腹痛は木枯らしに抱かれて

秋も深まり、木枯らしが残った枯葉を舞い散らせる季節になると、なぜか腹痛を主訴に救急外来へ駆け込む女性がいます。例えば、一四歳の女子中学生（症例一二）は、繰り返し激しい腹痛を訴え、たびたび救急外来へ飛び込みました。しかも、粉雪の舞う夜中や反対に星空のきれいな放射冷却の早朝に多いと言います。そんな夜は内臓が引っ張られるような、歩けないくらいひどい腹痛があり、朝まで我慢ができないのです。しかし、いつも待合室で待っているうちにしだいに痛みが遠のき、診察を受けるころにはうそのように痛みが消えているのです。血液検査も異常なく、レントゲン検査でも「ガスが多いですね」とか「便が溜ってますね」と言われるだけで、大きな異常を指摘されたことはありませんでした。当直医から昼間の診療でしっかり検査するように言われ、小児科を受診した時の検査でも、ほぼ同様の結果で、便潜血も陰性、レントゲン検査でS状結腸に宿便貯留があり、立位の撮影で腸管の下垂が大きいことが気になった程度でした。漢方医学的に診察すると、お臍の周囲の圧痛や舌下静脈の怒張《どちょう》を認め、四肢の冷感が強く、脈も沈んでいました。こうした所見から想像すると、もともと瘀血《おけつ》があり、冷えによって循環不全が悪化したために腹痛を起こしていたのでしょう。しかし、救急外来で暖かくしているうちに症状が改善し、いざ診察になると痛みが消えていたと思われました。この患者さんは、小建中湯《しょうけんちゅうとう》99一日二包、朝夕食前の内服で、ほとんど腹痛を訴えなくなりました。

同様に、一五歳の女子中学生（症例一三）もたびたび腹痛がありました。以前から当帰芍薬散《とうきしゃくやくさん》23を内服し、症状は落ち着いていたのですが、一〇月に季節外れの寒い夜があってから腹痛が悪化し、さらに生理痛も通常より重かったというので、診察後、当帰芍薬散《とうきしゃくやくさん》23を当帰建中湯《とうきけんちゅうとう》123へ変更しました。それ以来、腹痛の頻度は減少し、調子よくすごしていましたが、一二月になり雪の降る季節になると、手足の冷えが悪化したため、附子《ぶし》を一日〇・五g追加しました。長野県など寒い地域では、雪の降る季節になると附子《ぶし》を含む処方やさらに附子末《ぶしまつ》の追加が必要になるケースが大勢います。夏場に当帰芍薬散《とうきしゃくやくさん》23が有効でも、秋には当帰建中湯《とうきけんちゅうとう》123、雪が降れば附子《ぶし》の追加という流れが私の外来の季節の風物詩になっています。これは、女性の冷え性に限らず、男性でも附子《ぶし》の追加が必要になることもあります。

疝気症候群《せんきしょうこうぐん》A型とは

漢方では、「疝《せん》」という考え方があり、これは寒冷によって引き起こされる「腹痛」が中心的病態とされます。大塚敬節先生は、「①手足の寒冷を訴え、甚しいものは、肩から足にまで水が流れるようだと訴える、②慢性に経過する下腹痛があり、それが腰痛、四肢痛にまで及び、時に

JCOPY 88002-588

は、背痛、頭痛を訴えるものもある、③疼痛の本態を近代医学的な検索によって明確にしがたいことが多く、神経性のものと診断せられる傾向がある（以下略）」と書いています。こうした病態を、疝気症候群《せんきしょうこうぐん》A型と名付け、治療には当帰四逆加呉茱萸生姜湯《とうきしぎゃくかごしゅゆしょうきょうとう》㊳を代表的方剤に挙げています。今回の症例の場合、漢方薬内服の経験がなく、けっして飲みやすいとはいえない当帰四《とうきし》逆加呉茱萸生姜湯《ぎゃくかごしゅゆしょうきょうとう》㊳を最初に処方するのはためらわれました。代わりに服薬コンプライアンスの良い小建中湯《しょうけんちゅうとう》99から始めたのです。日頃から、当帰芍薬散《とうきしゃくやくさん》㉓などの処方を普通に内服できるなら、当帰建中湯《とうきけんちゅうとう》123を使うこともできます。しかし、最終的に当帰四逆加呉茱萸生姜湯《とうきしぎゃくかごしゅゆしょうきょうとう》㊳を使わなければ治らない場合も考えられます。

ストレスの多い人の腹痛に柴胡桂枝湯《さいこけいしとう》⑩

男性では、中学入学後に腹痛が出現する症例を数多くみかけます。環境変化に対するストレスが、もともとあった腹痛を悪化させるのだと私は考えています。そうした症例には、過敏性腸症候群の診断が下り、多くは桂枝加芍薬湯《けいしかしゃくやくとう》60が投与されます。便秘気味の場合は、桂枝加芍薬大《けいしかしゃくやくだい》黄湯《おうとう》134のほうが良いかもしれません。このまま、年間を通じて腹痛が治まればよいのですが、中には寒さやストレスの増加で腹痛が悪化する場合もみられます。一五歳の男子中学生（症例一四）は、中学入学時に腹痛を繰り返し、桂枝加芍薬湯《けいしかしゃくやくとう》60の内服を開始してからは、症状は治まっていました。しかし、中学三年の冬となり受験が近づき、気候も厳しさを増してくると、ふ

JCOPY 88002-588

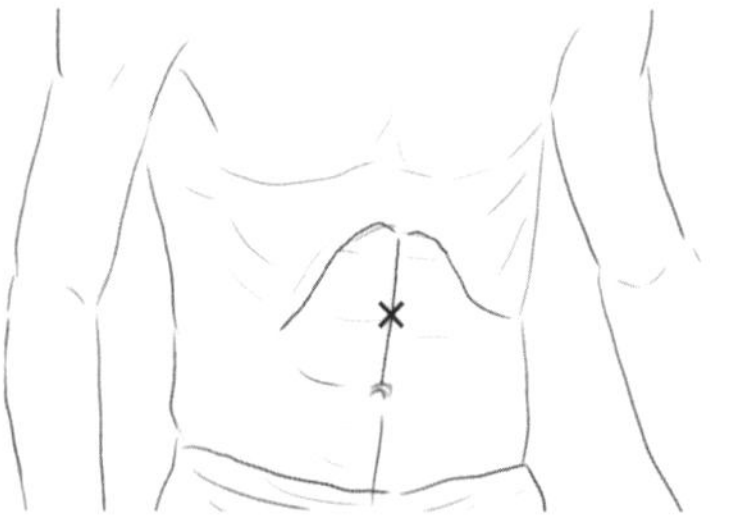

図 10　心下支結《しんかしけつ》

たたび腹痛を訴えるようになりました。腹痛だけで、便秘や下痢、嘔気はありません。診察してみると、右の胸脇苦満《きょうきょうくまん》が強く、腹直筋も張っており、心下支結《しんかしけつ》も認めました。この心下支結《しんかしけつ》の概念は、流派により微妙に異なっていると思われますが、この場合、寺澤捷年《かつとし》先生の提唱された胸骨剣状突起とお臍の中間の圧痛点としての所見を想像してください（図10）。いずれにしても、心下支結《しんかしけつ》は、柴胡桂枝湯《さいこけいしとう》⑩の重要な所見ですから、一日二包、朝夕食前を迷わず処方しました。四肢の冷えもあったため、桂枝茯苓丸《けいしぶくりょうがん》㉕一日二包、朝夕食前も併用しました。彼は、春までの間、これらの処方で腹痛と受験を乗り切り、めでたく高校に進学しました。

お腹が冷えると痛む女性に当帰建中湯《とうきけんちゅうとう》123

当帰建中湯《とうきけんちゅうとう》123は、消化器の痛みだけでなく、生理痛など女性特有の痛みにも効果を現します。処方の出典となった金匱要略《きんきようりゃく》にも「腹中刺痛《しつう》してやまず」「少腹急痛《しょうふくきゅうつう》を苦しみ、摩痛腰背《まつうようはい》に引き」などと鋭い痛みが背骨に響くというような記述がみられます。疝気症候群《せんきしょうこうぐん》A型の「下腹痛があり、それが腰痛、四肢痛にまで及び、時には、背痛、頭痛を訴える」という記載に一致します。いずれも内臓を引っ張られるような激しい痛みだと患者さんは訴えます。寒い季節にお腹を冷や

JCOPY 88002-588

して痛みがあり、そのうえ月経も始まって痛みのダブルパンチに見舞われる女性もいます。当帰《とうき》建中湯《けんちゅうとう》123は、こうした若い冷え性の女性で、血虚《けっきょ》を伴う腹痛に対する特効薬です。血虚《けっきょ》とは、血の消耗が激しいか、生成が不十分なために血が不足している状態を指します。構成生薬をみると、桂枝《けいし》、芍薬《しゃくやく》、甘草《かんぞう》、生姜《しょうきょう》、大棗《だいそう》、当帰《とうき》からできています。この中に、芍薬甘草湯《しゃくやくかんぞうとう》68の成分を含み、消化管や子宮の平滑筋の痙攣性疼痛《けいれんせいとうつう》の緩和に役立つと思われます。また、当帰《とうき》など血虚《けっきょ》への補正《ほせい》も怠りません。桂枝《けいし》や生姜《しょうきょう》はお腹を温めるのに役立っているのでしょう。

過剰適応の人の腹痛にも柴胡桂枝湯《さいこけいしとう》10

柴胡桂枝湯《さいこけいしとう》10は、名前の通り柴胡剤《さいこざい》の一種で、体質的には小柴胡湯証《しょうさいことうしょう》よりやや虚証《きょしょう》ぎみの人に使われます。つまり、小柴胡湯《しょうさいことう》9が有効な人は通常の体力よりやや強めですから、柴胡桂枝湯《さいこけいしとう》10は普通より体力がやや弱めということになります。本来は、通常の体力の人が風邪をひき、症状が長引いて消耗した時に投与されます。東京女子医科大学の伊藤隆先生は、「腹力は中等度で、腹直筋が上腹部を中心に緊張している。汗をかきやすい。かぜを引きやすい。暑がりで寒がり。精神的には、周囲に対する適合性が高く、気配りで疲労困憊していくタイプによい印象がある」と書かれています。中学進学を機会に環境へ過剰適応した結果、腹痛や頭痛など身体症状が出現する症例にはぴったりなのでしょう。柴胡桂枝湯《さいこけいしとう》10の成分には、平滑筋の痙攣を抑える芍薬甘草湯《しゃくやくかんぞうとう》68も含まれていますし、柴胡剤《さいこざい》としての抗ストレス作用も期待できます。効能または効果の中に「胃潰瘍・十二指腸潰瘍・胆のう炎・胆石・肝機能障害・膵臓炎など」といずれも上腹部痛をきたす疾患名が並んでいるのも頷けます。

それでもアイスが止められない

冬に腹痛を訴える女性は、お腹を冷やせば悪化し、温めると改善することを他人から言われなくても経験的に知っています。それにもかかわらず、雪の降る季節にアイスを食べたり、風呂上りに氷をかじったりという禁則事項を平気でやってしまうのです。医者の立場で、「絶対ダメ！」と言い切るのは簡単ですが、むしろそれを破ることで麻薬的快感を味わう輩もいるので、始末に負えません。そんな場合は、「アイスを食べるなら休日のお昼を食べた後に少しだけね。こたつに入るかストーブの前で温まって食べてね。安物のアイスじゃなくて、○ーゲンダッツとか○ディバのチョコアイスとか高級品にしてよ」と肯定的なアドバイスをするとむしろ食べる気が失せるようです。その前に話を聞いていたお母さんから「我が家では、そんな高いもの買えません」と現実的な突っ込みが入ることもあります。

もっと我がままでいい

柴胡桂枝湯《さいこけいしとう》⑩を必要とする患者さんは、とにかくまじめです。担任や部活の顧問に言われたこ

JCOPY 88002-588

とを忠実に果たそうと頑張ります。そこへキャパシティーを超える要求が続くと、いずれ破綻をきたし、身体症状が現れてきます。そうした状態になったら、いったん立ち止まって自分を振り返らせること、または本当に自分がやりたいことが何かを考えさせることも必要です。それも一日二日ではなく二週間くらい、じっくり休んだほうが確実だと思います。たとえ痛みが消えても、すぐに復帰したのでは、遠からず元の症状に逆戻りするのは目にみえています。周りの大人が、「いつ治る？」「いつから学校へ来る？」などとしつこく言い寄るのは逆効果で、そうした雑音から守ってあげなくてはならないこともあります。本人には、「もっと自分に我がままでもいいんじゃないの」というと肩の力が抜ける場合もあります。しかし、もともと我がままな甘麦大棗湯《かんばくたいそうとう》証《しょう》の患者さんに、間違ってこの言葉をかけると、ますます増長することがあるので、くれぐれも性格をよく見極めてアドバイスしてください。

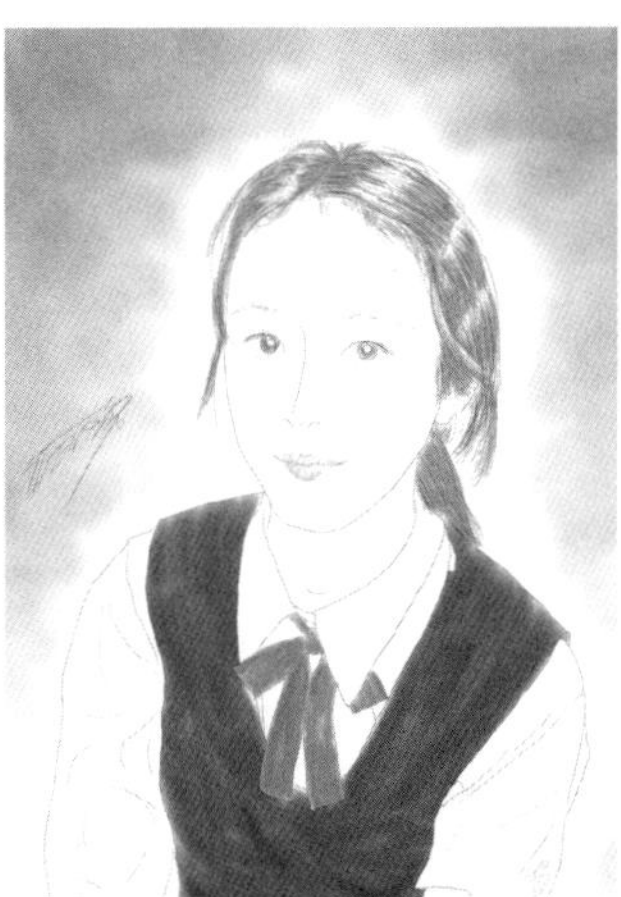

7 私は雪女　冷えとしもやけに効果的な漢方薬

山国の女子高生ファッション、はにわルック

私の住む長野県は、南北に長く、北は新潟県、南は静岡県に接しています。当然南北で気候はかなり異なるのですが、総じて標高が高いので気温が低くなります。特に冬の夜はその傾向が著明で、放射冷却で熱が真空の宇宙へ逃げていくのを実感します。山が高い分、日の出も遅いので、部活の中高生はまだ暗く寒いうちから登校していきます。朝の通勤時に目につくのは、素足を真っ赤にして歩く女子生徒の後ろ姿です。雪の積もる地方だと、膝上まで素足が埋もれながら駅から学校まで歩くそうです。さらに追い打ちをかけるように、スラックス禁止の学校があったりするので、女子生徒の悩みは深刻です。そんな学校の校長先生は、自分でも一度雪道をスカートで歩いて登校してみるべきです。しかし、長野県の女子学生の苦難の歴史は、ある革新的なファッションにより、一つの解決策を得ました。それは、スカートの下に、ジャージのスラックスをはくというわゆる「はにわルック」の発明です。東京の国立博物館に武人埴輪という収蔵品があり、鎧の下にズボンのような衣類を着ています。その恰好がスカートの下のジャージに似ているので、この名前がついたようです（図11）。私は、中学も高校も長野県で過ごしているので、

JCOPY 88002-588

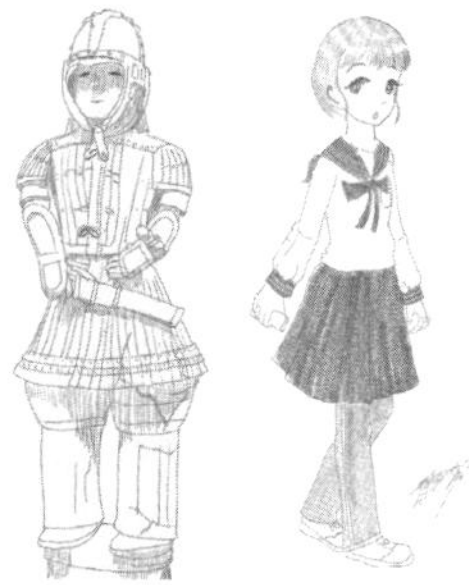
図11　武人埴輪とはにわルック

女子中学生や高校生がこの姿でいることに何の違和感もありませんでしたが、都会の人の目には、奇異に映るようです。一方、北海道など北日本でも目撃情報があるので、はにわルックの女子高生は国内に広く生息している可能性もあります。しかし、聞くところによると校則で、はにわルックを禁じている高校も現れたようです。前置きが長くなりましたが、長野県では、冬の寒さに苦しむ思春期の学生がいかに多いかを知ってほしかったのです。

雪女と呼ばれて

小泉八雲の小説「雪女」は、吹雪の夜に出現し、冷たい息で男を凍死させる美女として描かれています。よく似た恐怖体験としては、寒い夜に家族で寄り添って寝ていると、突然布団の中に氷のように冷たい足が侵入し、パジャマの中まで入り込んで確実に体温を奪っていく〝妖怪雪娘〟や、注射器を渡されるときに偶然触れた手の冷たさに危うく注射器を落としそうになる〝氷の手の看護師さん〟との遭遇が私にもあります。日常診療でも、脈をとろうとして触れた患者さんの手が、冷蔵庫から今しがた出したばかりのようで、自分がフリーズしてしまうこともあります。こうした女性たちは、子供の頃から〝雪女〟とか〝氷の女王〟とか、果ては〝冷血動物〟とかあだ名をつけられ、「手の冷たい人は心も冷たい」と誇られたり、ダンスの時に手を握るのを男子から嫌がられたり、子猫を抱こうとすると逃げられたり、理不尽な差別にさらされています。最近はやりの手掌血管認証のセキュリティーシステムも一度では認証されないとも聞きます。こうした冷たい手の原因は、①全身の熱産生が少ない場合、②交感神経の亢進により末梢血管が収縮している場合、③血液がドロドロで末梢循環が悪い場合などが考えられます。単なる冷え性だけで済まず、凍傷ができる場合は治療が必要です。

凍傷には当帰四逆加呉茱萸生姜湯《とうきしぎゃくかごしゅゆしょうきょうとう》㊳

一二歳の女子小学生（症例一五）は、天気や季節の変わり目に寒冷蕁麻疹が現れ、小学校四年くらいから、手や足の裏の汗がひどく、答案用紙が濡れてしまうほどだと言います。汗が出るのに手足は冷えて、寒い朝は腹痛や頭痛があり、冬には決まってしもやけができるのです。起立試験を行っても、血圧は正常で、血液検査で貧血もなく、甲状腺機能も正常です。凍傷も悪化していることより、当帰四逆加呉茱萸生姜湯《とうきしぎゃくかごしゅゆしょうきょうとう》㊳一日二包、朝夕食前を処方し、ビタミンE軟膏外用も処方しました。幸いこの患者さんは、当帰四逆加呉茱萸生姜湯《とうきしぎゃくかごしゅゆしょうきょうとう》㊳だけで凍傷が改善し、春を迎えることができました。

全身の冷えと浮腫には真武湯《しんぶとう》㉚

JCOPY 88002-588

一四歳の女子中学生（症例一六）は、もともと頭痛と嘔気が続くため、半夏白朮天麻湯《はんげびゃくじゅつてんまとう》㊲や当帰芍薬散《とうきしゃくやくさん》㉓を使用していました。学校の行事などストレスがかかると帯状疱疹を繰り返すのですが、地区の合奏コンクールの前に練習が忙しくなって右上半身に帯状疱疹が出現し、入院して抗ウイルス剤を投与したこともあります。さらに冬になると手足が冷えて、指先に単純ヘルペスによる瘭疽《ひょうそ》が出てきます。この場合、真武湯《しんぶとう》㉚一日二包、朝夕食前を続け、急性期には五苓散《ごれいさん》⑰か柴苓湯《さいれいとう》⑪⑭を併用して治療しました。もちろん帯状疱疹が広がったり、痛みや痒みの悪化があれば、一時的に抗ウイルス剤も追加します。しかし、抗ウイルス剤を中止するとまた再燃することは目にみえていますので、冬は真武湯《しんぶとう》㉚、その他の季節は補中益気湯《ほちゅうえっきとう》㊶などで、免疫能を維持することに努めます。

寒さに対する最終兵器

真武湯《しんぶとう》㉚や当帰四逆加呉茱萸生姜湯《とうきしぎゃくかごしゅゆしょうきょうとう》㊳でも、手足の冷えが続き凍傷が改善しない場合はどうすれば良いのでしょうか。シンプルな答えとしては、両方の合わせ技です。しかし、中にはそれでも足の凍傷が治らないという強者《もさ》も存在します。二〇歳の専門学校生は、中学の頃より足のひどい凍傷で治療を続けてきました。最初に受診した時は、一四歳の女子中学生（症例一七）でしたが、「足の色がおかしい」という訴えでした。ソックスを脱ぐと、足の先三分の一ほどが、紫色に変色して、ゾンビのようです。足に触れると冷凍庫から出したばかりのブロック肉のように冷えています。足背動脈も微かに触知される程度でしたので、「この足はもう死んでいる」というと「そんなことはないよ！」と足の趾《ゆび》を動かしてみせてくれました。とりあえず、組織レベルでは、かろうじて生きているとはいえ、壊死寸前の凍傷です。このまま悪化すれば、趾が腐り落ちるかもしれません。以前、他の病院でビタミンE内服やクリーム外用を試してもまったく効果がなかったそうです。まず、凍傷の治療の定番である、当帰四逆加呉茱萸生姜湯《とうきしぎゃくかごしゅゆしょうきょうとう》㊳一日二包、朝夕食後を処方し、一週間経過をみました。治療開始後、青紫だった皮膚は赤紫になりましたが、相変わらず触ると冷え切っています。そこで、さらに循環を改善するために真武湯《しんぶとう》㉚一日二包、朝夕食後を追加しましたが、皮膚色が赤紫から暗い赤に変わったくらいで、足を触った時の低温は続いていました。さらに附子末《ぶしまつ》を一日〇・五gから開始し、一日一gに増量したところで、ようやく人肌の温もりと色合いを取り戻しました。

寒さによる痛みにも効く当帰四逆加呉茱萸生姜湯《とうきしぎゃくかごしゅゆしょうきょうとう》㊳

当帰四逆加呉茱萸生姜湯《とうきしぎゃくかごしゅゆしょうきょうとう》㊳は、効能・効果の筆頭にある通り、凍傷が一番の適応ですが、寒さで悪化する頭痛や神経痛にも効果があります。特に頭痛に関して、台風シーズンに五苓散《ごれいさん》⑰で効いていた人が、雪が降ると効かなくなり呉茱萸湯《ごしゅゆとう》㉛に変更、さらに吹雪の日の頭痛では当帰四《とうきし》逆加呉茱萸生姜湯《ぎゃくかごしゅゆしょうきょうとう》㊳が有効になる場合があります。それでもダメなら、附子《ぶし》も頓服で併用します。当帰四逆加呉茱萸生姜湯《とうきしぎゃくかごしゅゆしょうきょうとう》㊳に内包される呉茱萸湯《ごしゅゆとう》㉛には、鎮痛作用のある薬理成分として、アルカロイドの一種であるEvodiamine、α-アドレナリン作動性物質のSynephrine、コリン作動性物質のc-GMPが含まれることがわかっています。

附子《ぶし》大盛りで

真武湯《しんぶとう》㉚は、代謝を上げ体温の上昇に寄与するだけでなく、強心作用もあり、浮腫を改善することが確認されています。構成生薬の中で、附子《ぶし》の果たす役割が大きいと思われるのですが、エキス顆粒に含まれる附子《ぶし》は、T社の場合〇・五g／包のみです。期待した効果が得られない場合、附子末《ぶしまつ》を一日〇・五gくらいから始め、効果をみながら徐々に増量します。最大投与量に関して患者さんの個人差がありますが、私の場合は気が小さいので一日三g程度までにしています。もちろん、節分を過ぎて気温が上がってきたら、早めに漸減中止とします。

附子《ぶし》の体温上昇効果の一つの原理として、体内の褐色脂肪の分解促進作用が示唆されています。牧野利明先生は、セッ氏四度の低温下で飼育したマウスに加工附子《ぶし》を投与することで用量依存性に低体温を予防しました（図12）。この間、加工附子《ぶし》の投与によって褐色脂肪組織の重量は減少し、脱共役タンパク質 uncoupling protein（UCP）-1 発現が用量依存性に促進されていました。これらのことから、加工附子《ぶし》はすでに低体温症によって増強された褐色脂肪組織中のUCP-1レベルのさらなるアップレギュレーションによって、熱産生を活性化したことが示されました。念のため申し添えますと、褐色脂肪組織は新生児や冬眠動物に多くみられる特殊な脂肪組織です。その主な機能は、冬眠中の動物や新生児が体の震えを介さずに体の熱を生成させることです。つい最近、この褐色脂肪組織は成人にも存在することが報告されました。成人でも、褐色脂肪組織は寒冷暴露により活性化することが、PET-CTにより証明されています。

一方、知覚神経上には、バニロイド受容体（VR）があり、辛みセンサーや温度センサーとして働いています。バニロイド受容体は、香辛料の辛み物質カプサイシン（唐辛子）やピペリン（コショウ）、ジンゲロール（ショウガ）の受容体であり、これを刺激することにより体熱産生や末梢循環の改善効果、鎮痛効果等が得られることが知られています。生薬の呉茱萸《ごしゅゆ》に含まれるEvodiamineもVRの強力な作動物質であり、同様の作用機序で薬効を発揮していると思われます。

当《とう》帰《き》四《し》逆《ぎゃく》加《か》呉《ご》茱《しゅ》萸《ゆ》生《しょう》姜《きょう》湯《とう》㊳と真《しん》武《ぶ》湯《とう》㉚の併用

当《とう》帰《き》四《し》逆《ぎゃく》加《か》呉《ご》茱《しゅ》萸《ゆ》生《しょう》姜《きょう》湯《とう》㊳と真《しん》武《ぶ》湯《とう》㉚の構成生薬をみると大棗《だいそう》と生姜《しょうきょう》がかぶるのですが、大

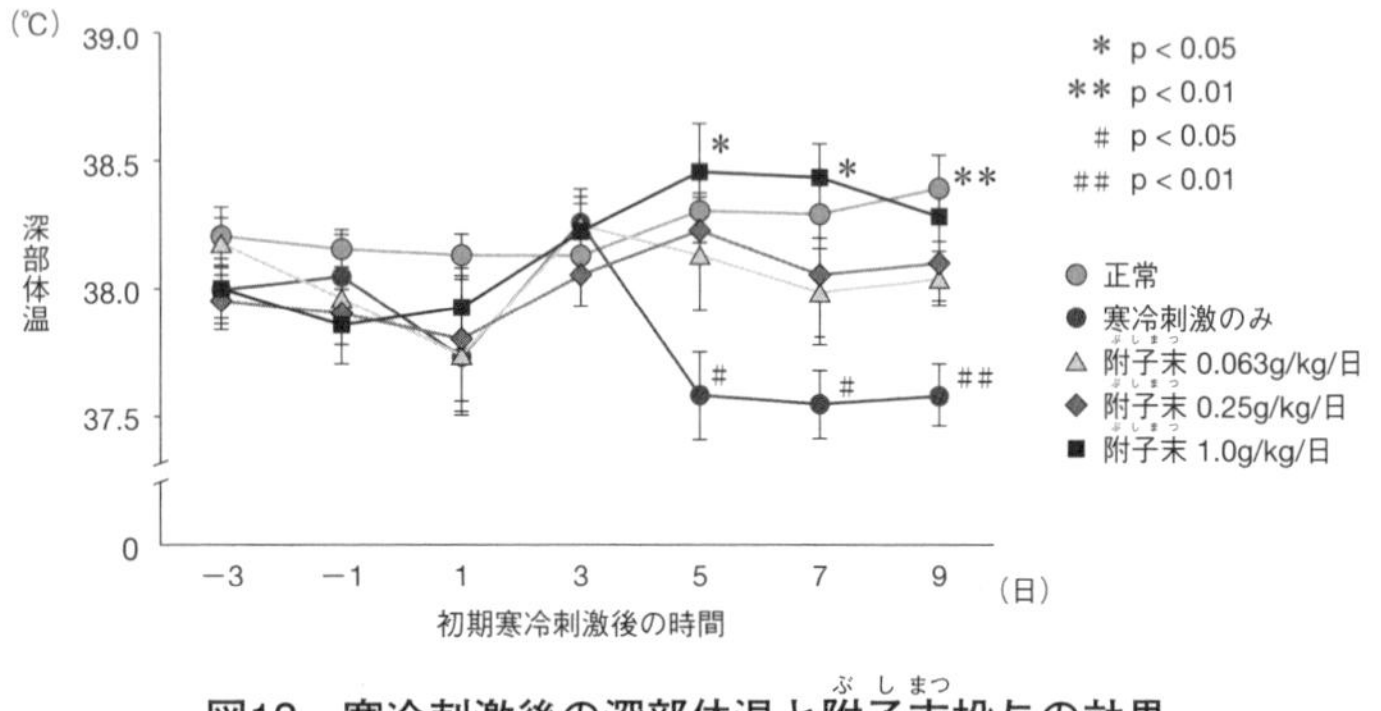

図12　寒冷刺激後の深部体温と附子末《ぶしまつ》投与の効果

(Makino T, et al. : Processed aconite root prevents cold-stress-induced hypothermia and immuno-suppression in mice. Biol Pharm Bull 32 : 1744, 2009より引用)

JCOPY 88002-588

きな副作用の可能性は低いと思われます。むしろ、附子《ぶし》が足りないために附子末《ぶしまつ》を足していく必要性を感じます。追加投与の方法は、真武湯《しんぶとう》㉚と同じです。

良薬口に苦し

昔からの諺で、「良薬口に苦し」といい、確かに黄連解毒湯《おうれんげどくとう》⑮とか、呉茱萸湯《ごしゅゆとう》㉛とか苦い薬は漢方薬にたくさん例があります。苦さの質を細かく比べると、苦さ＋渋さの黄連解毒湯《おうれんげどくとう》⑮と単純に苦い呉茱萸湯《ごしゅゆとう》㉛に比べ、当帰四逆加呉茱萸生姜湯《とうきしぎゃくかごしゅゆしょうきょうとう》㊳は苦さ＋辛さで一番まずいというのが私の感想です。ですから、処方する前に「激マズだけど効き目は確かだから」と釘を刺すようにしています。一度でも服用して症状の改善を体験すると、まずい薬でも飲んでくれるようになります。どうしても内服できない時、飲みやすい処方から、だんだん本命の処方に変えていくと、患者さんの内服に対する抵抗感を減らすことができます。具体的には、香蘇散《こうそさん》⑳から始め、当帰《とうき》芍薬散《しゃくやくさん》㉓に変更、最後に当帰四逆加呉茱萸生姜湯《とうきしぎゃくかごしゅゆしょうきょうとう》㊳を処方します。このような方法をとることで、味覚が漢方薬の味に慣れて内服できるようになることを、漢方の大先輩である長野市の中村敬而《けいじ》先生に教えていただきました。

附子《ぶし》はトリカブト

附子《ぶし》が入った処方や附子末《ぶしまつ》の追加で体が温まるのを実感すると、「あのお薬はよく効くね。中身は何が入ってるの？」と患者さんから質問されることがあります。「トリカブトだよ」と答えると、「エーッ！毒じゃないの！」と驚かれます。そこで、「トリカブトはね、昔、アイヌが毒矢として使っていたんだよ。でもね、毒で殺した獲物をどうやって食べたと思う？ 自分がその毒で死なないように、昔の人は肉を焼いて熱を加えることで無毒化できることを知っていたんだ。だから、トリカブトも熱を加えて無毒化することで薬として使えるんだよ」と説明し納得してもらっています。

皮下脂肪が薄いあなたは冬には暖かい服装で

寒かったら暖かい恰好をすればいいと思うのですが、若い女性はそう簡単に割り切れないようです。校則でスラックス禁止というのは言語道断ですが、スラックスもコートも着ていいのに、敢えて身に着けない女子もいます。理由を聞くと、「みんなも着てないから」という実に日本人的な答えが返ってきます。そんな時のアドバイスとしては、「他の人たちはね、厚着をしなくても皮下脂肪を自前で着ているから寒くないんだよ。あなたは皮下脂肪が薄いから衣類で寒さを防がないとだめだよ」と言ってあげます。これは、必ずしも皮下脂肪が薄そうな人だけでなく、自前の防寒組織をたっぷり蓄えていそうな子にも同じことを伝えるのが男としてのエチケットです。

第Ⅲ章

生活リズムの障害と漢方薬

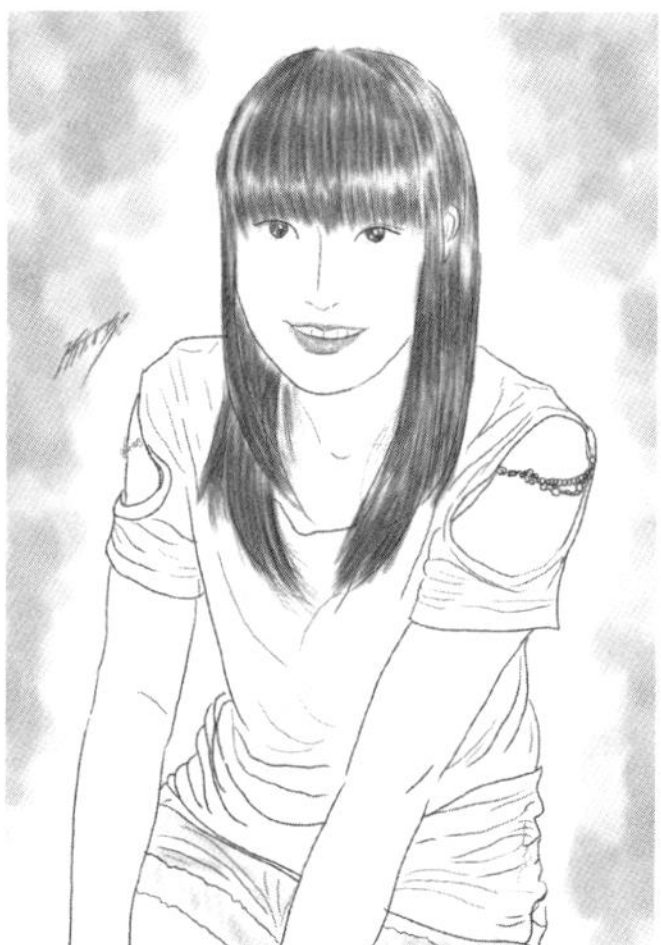

1 朝が来なければいいのに 朝起きられない場合の漢方薬

朝なんてキライだ！

春先の中高生に多い悩みは、ズバリ！朝起きられないということです。これは、同時に母親の悩みでもあります。実際の話をきいてみると、「目覚まし時計がなっても、母親が『朝だよ』と声をかけてもピクリともしない、さらにカーテンを開けても、窓の反対側に寝がえりをうって目を開けない、布団を剥がそうとしても必死で抵抗する」と言います。ようやく朝食の用意されたテーブルについてからも、座ったままコックリ、コックリ居眠りを始めるのです。こうした話を聞くと、小児科医の多くは起立性調節障害を考え、起立試験を行い、昇圧剤などの処方を考慮します。しかし、そうした治療により、朝からシャキッと改善する症例はどれくらいいるのでしょう。最近では、新起立試験が行われ、起立直後性低血圧や体位性頻脈症候群などのサブタイプに分けた治療が行われたり、心拍変動の周波数解析により起立試験中の自律神経の変化を調べる試みも行われたりしています。私の場合は、さらにホルター心電図計で二四時間を通して心拍変動を記録し周波数解析を行うことで、一日を通した自律神経バランスを測定し、治療に応用しています。

JCOPY 88002-588

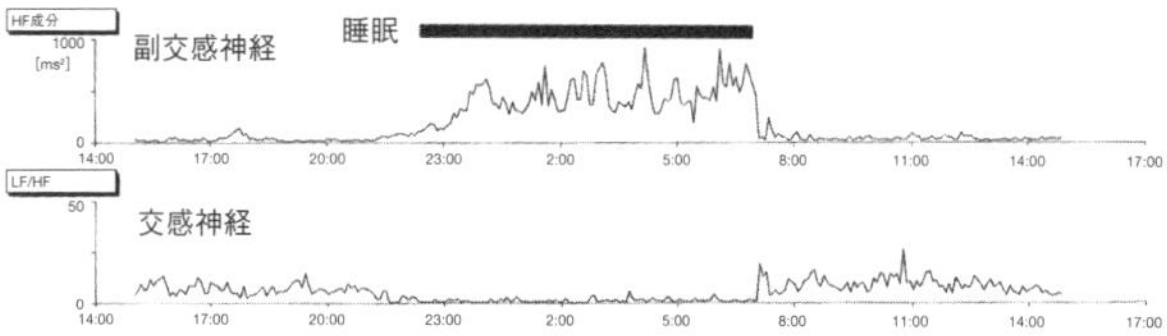

図13　正常自律神経活動（正常例）

二四時間自律神経バランス検査

実例をお示しします。**図13**は、アレルギー体質があり、疲れを訴えた一一歳女性の自律神経バランス検査の結果です。夜間二三時から朝七時まで副交感神経が活動し、昼間は交感神経が活動するという、ほぼ正常な自律神経活動を示しています。

睡眠相後退症候群

睡眠覚醒リズムに問題があったのは、頭痛と日中の眠気を訴えた一七歳男性（症例一八）です。夜間の睡眠を五時間から十時間もとっているのに、日中の眠気が強く、授業中いつの間にか居眠りしてしまうと訴えました。初診時の起立試験は正常範囲でした。**図14**で自律神経のリズムをみると副交感神経の働きを示すHF成分は午前二時から昼の正午まで活動しています。つまり、睡眠リズムが三時間ほど後ろへずれた睡眠相後退症候群と思われました。

この症例は、寝る前の抑肝散加陳皮半夏《よくかんさんかちんぴはんげ》83一包と朝夕の補中益気湯《ほちゅうえっきとう》41一日二包により治療し、五ヵ月後に普通の生活ができるようになり、寛解としました。

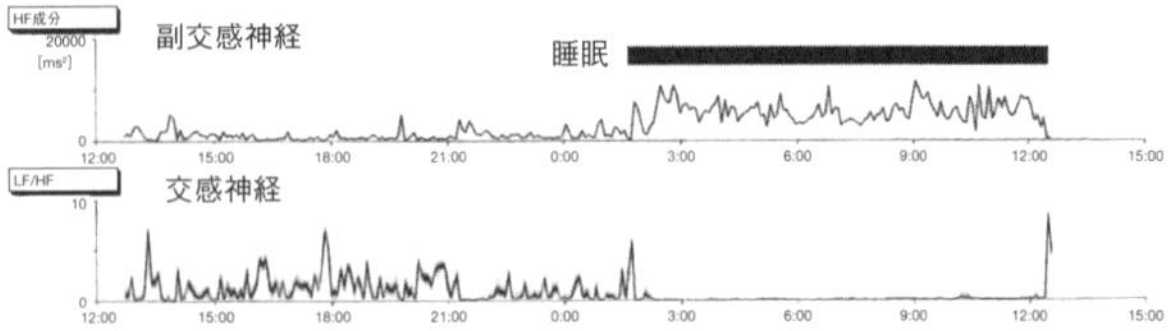

図14　症例18の自律神経バランス検査の結果

副交感神経の働きを示すHF成分の活動は、午前2時から正午まで続いており、睡眠相の後退がみられる。

熟睡できない

次は、睡眠リズムには問題がないのに、朝起きられないという一三歳の男子中学生（症例一九）です。夜二三時には就寝して、朝八時から九時には起床しますが、陸上部の朝練習に間に合わないと言います。めまいや立ちくらみがあり、寝付きが悪いけれど夜間睡眠中に中途覚醒はなく、夢は見ずに寝ているようです。頭痛はたまにあり、腹痛はありません。診察上は腹直筋がピーンと張っており（腹直筋《ふくちょっきん》攣急《れんきゅう》）、心下痞鞕《しんかひこう》や左右の胸脇苦満《きょうきょうくまん》を認め、脈は弦《げん》・数《さく》、手掌発汗も軽度あり、ストレスによる交感神経の過活動が疑われます。また、臍傍圧痛《さいぼうあっつう》や舌下静脈怒張《ぜっかじょうみゃくどちょう》も認め、瘀血《おけつ》もあるようです。ここで、東洋医学的所見についてお話しします。脈診で、弦脈《げんみゃく》というのは弓に張った弦を弾くような緊張感のある脈のことで、数脈《さくみゃく》とは速い脈（診察者一呼吸に六拍つまり一分間に九〇回以上）を指し、いずれも緊張が高いことを表します。臍傍圧痛《さいぼうあっつう》とは、お臍の左右上下を押したときに抵抗や痛みを感じる状態を指し、舌下静脈怒張《ぜっかじょうみゃくどちょう》とは舌を前に出して先端だけ上に挙げた時に静脈が青く膨らんでいる所見で、どちらも瘀血《おけつ》を暗示します。起立試験を行うと血圧は起立負荷前の一〇〇／八〇mmHgから負荷後一一〇／八〇mmHgへとむしろ上昇しています。自律

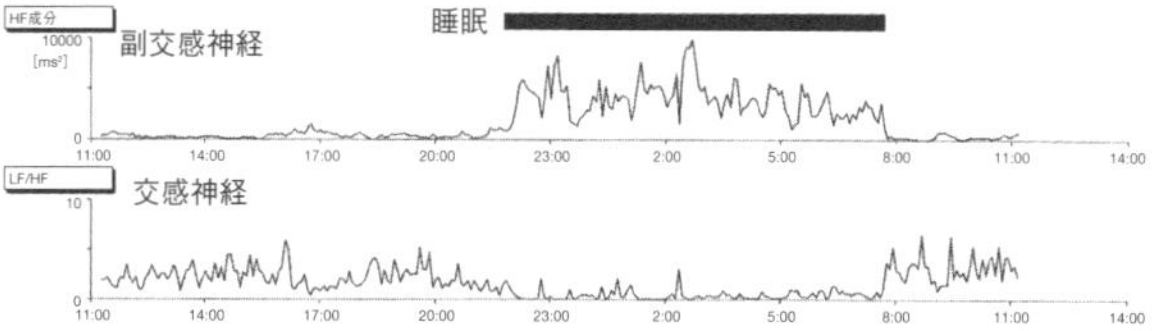

図15　症例19の自律神経バランス検査の結果

深夜に交感神経の過活動がみられる。

神経のリズムをみると、副交感神経が夜二二時から朝八時まで長めに活動していますが、大きなシフトはありません（**図15**）。交感神経は八時には立ち上がっていますが、深夜にも活動が残っています。

この結果を受けて、夜間の交感神経の高ぶりには、抑肝散加陳皮《よくかんさんかちんぴ》半夏《はんげ》83一包を寝る前に一回、昼間は苓桂朮甘湯《りょうけいじゅつかんとう》39二包を朝夕に分けて食前に処方しました。三週間後には、立ちくらみは多少残りますが、朝起きられるようになり、夜も熟睡できるということでした。診察上も胸脇苦満《きょうきょうくまん》が改善し、手掌発汗もなくなり、ストレスが軽減したようでした。

ただいま冬眠中

今度は、朝起きられないという一八歳の女性（症例二〇）です。中学一年の冬から二年の春に倦怠感が始まり、学校を休んだり、保健室登校になったりしていました。もともと片頭痛があり、母、兄弟も片頭痛を持っており、小学校から頭痛は続いていて、週に数回ひどくなっていました。電車に乗って立っていると急に動悸がしたり、冷や汗が出たりして、電車を降りることもあるそうです。自動車に乗ると酔うので、バスは乗らないようにしています。公立高校に入学しましたが、

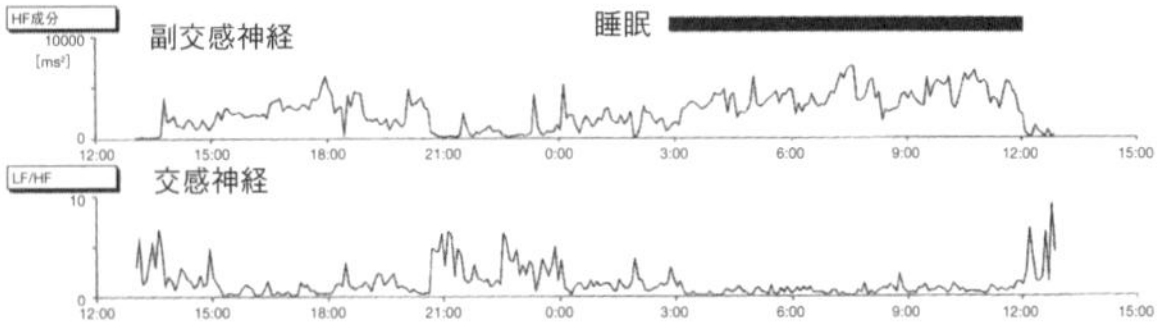

図16　症例20の自律神経バランス検査の結果
副交感神経が長時間活動し、睡眠相の後退がみられる。

通学できず通信制高校に週一回登校していますが、だるくて学校へ行けないことが多いと悩んでいます。診察してみると、心下痞《しんかひ》、左胸脇苦満《きょうきょうくまん》、弦脈《げんみゃく》で手掌発汗も強くストレスが溜まっているようです。細かいことですが、心下痞《しんかひ》とは以前に出てきた心下痞鞕《しんかひこう》と異なり、心窩部を押すと診察者からは抵抗が感じられますが、押された本人は違和感を訴えない場合をいいます。臍周囲の圧痛や皮膚の細《さい》絡《らく》、舌下静脈怒張《ぜっかじょうみゃくどちょう》もみられ、瘀血《おけつ》を伴っていました。細絡《さいらく》とは皮膚にみられる網状のモヤモヤした細い静脈の拡大で、瘀血《おけつ》の所見の一つです。西洋医学的にはクモ状血管腫と呼ばれます。四肢の冷感は、自覚的にも他覚的にも著明でした。自律神経の検査では、一日中副交感神経が活動しており、夜間の睡眠は、午前三時から昼一二時と著しく後ろへずれていました（**図16**）。睡眠相後退症候群と副交感神経の過活動と判断しました。このように一日中副交感神経が活動し、だるくて眠い状態は、冬眠中のクマと同じではないかと私は常々思っています。秋から冬に眠さと倦怠感に毎年襲われる季節性感情障害または冬季うつ病と呼ばれる病態がありますが、哺乳類としての冬眠遺伝子が、人間の中でも脈々と受け継がれているのかもしれません。

治療は、夜間の交感神経を早めに抑制するため抑肝散加陳皮半夏《よくかんさんかちんぴはんげ》(83)一包を寝る前に一回、眠気

JCOPY 88002-588

と倦怠感、頭痛に対して半夏白朮天麻湯《はんげびゃくじゅつてんまとう》㊲二包を朝夕食前二回に分けて処方しました。感情の起伏が激しく、泣いたり怒ったり目まぐるしく変わるというので、甘麦大棗湯《かんばくたいそうとう》(72)二包を同じく朝夕食前二回に分けて併用し、さらに雨の日に頭痛がひどくなるというので、五苓散《ごれいさん》⑰一包を屯用としました。三週間後には、頭痛も週二、三回で程度も軽くなり、朝も起きられるようになったので、高校卒業を期に就職するということでした。

授業中寝てしまう

このように睡眠リズムが破綻することは、小学生でも起こります。九歳の男子（症例二一）は、小学一年生の頃から授業中や習い事の時間に眠くなってしまうことが心配で受診しました。参観日の授業中にも熟睡しているのに母親が気づき、担任に尋ねたところ連日授業中に寝ていると言われました。学力は普通だそうです。自宅にいる時は疲れたときに眠ることはありましたが、家族も「よく眠る子」と思う程度で異常と感じてはいない様子でした。普段、二一時から二二時の間に布団に入り、比較的早く寝つけて、途中で目が覚めることはなく六時半には起床しています。一五時に帰宅、食事、宿題をしながら時々寝入ってしまうこともあるそうです。歯科治療中や、児童館で遊んでいる最中に横になったらそのまま一時間程度眠ってしまったこともあったといいます。初診では、診察が終わって母親と話をしている最中も居眠りを始めました。ここまで聞くと小児科医としては、ナルコレプシーや欠神発作を頭に浮かべます。しかし、ナルコレプシーの

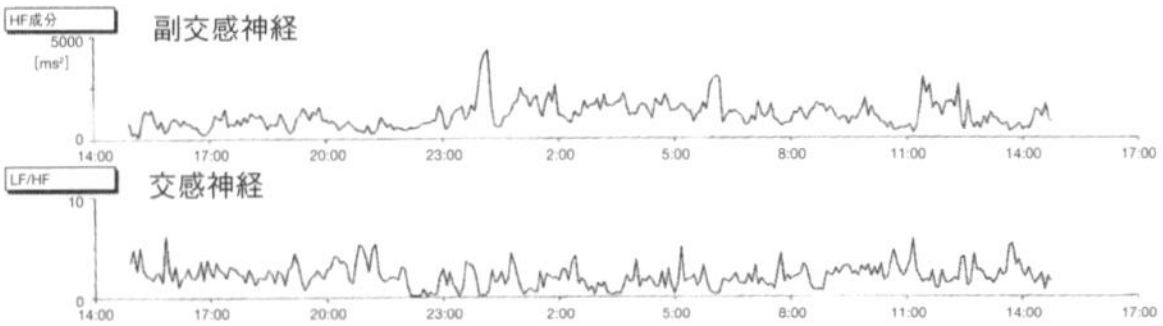

図17　症例21の自律神経バランス検査の結果
①治療開始前
昼夜概日リズムの消失がみられる。

家族歴もなく、脱力発作の症状もみられませんでした。また、集中して遊んでいる最中や食事中に眠ってしまうことはないし、学校でも体育の授業で眠ってしまうことはないそうです。一方、学習障害や発達障害で授業がつまらないため、寝てしまう子もいることから、専門家にも診察してもらいましたが、正常との診断でした。さらに、脳波検査も異常はありませんでした。

最後に、睡眠覚醒リズム障害を考え検査をしてみると原因がはっきりしました（**図17**）。副交感神経と交感神経の両者が一日を通して同レベルで活動しており、昼夜のメリハリがありません。朝夜関係なく、眠くなれば好きな時間に寝ているのでしょう。

母親から、寝ているときの様子を詳しく聞いてみると、歯ぎしりや寝言はありませんが、夜中に暗闇でじっと座り込んでいたことがあったといいます。これは、レム睡眠行動異常症の可能性もあるので、まず、甘麦大棗湯《かんばくたいそうとう》72一包を寝る前に一回で処方することから始めました。三週間後には、本人が眠気を訴えなくなりましたが、診察中もまだ欠伸をしていました。しかし以前に眠そうだった目つきは、明らかにシャキッとしてきました。漢方薬も嫌がらずに飲め、それなりに効いているという手ごたえがありました。そこで、夜間の交感神経を落ち着かせるために抑肝散加陳皮半夏《よくかんさんかちんぴはんげ》83一包を寝る前に、昼間

JCOPY 88002-588

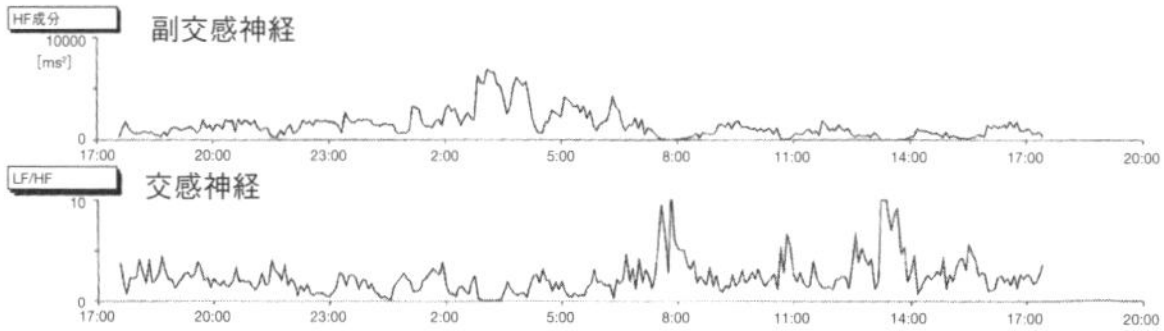

図18　症例21の自律神経バランス検査の結果
②治療開始7ヵ月後

治療開始前（図17）に比べ、概日リズムの回復傾向がみられる。

の交感神経のパワーアップにと補中益気湯《ほちゅうえっきとう》㊶二包を朝夕食前二回に分けて処方したところ、欠伸も減り、学校で寝ることも目立って減少しました。治療開始七ヵ月後にもう一度自律神経の検査をしてみました（**図18**）。すると、午前一時から七時まで副交感神経の活動が増加し、朝七時過ぎには交感神経の活動も活発化し、昼夜のメリハリが出てきたのです。まだ、夜間の交感神経の過活動は残っていたのでそのまま治療を続け、治療開始後一年の夏休みの終了を待って、二学期の学校生活が眠気なく過ごせていることを確認して廃薬としました。

朝起き不良に苓桂朮甘湯《りょうけいじゅつかんとう》㊴

このように朝起きられない理由は、千差万別です。しかも、朝起きられない人の中で、交感神経の活動が低下している、いわゆる古典的な起立性調節障害の患者さんは極めて稀というのが私の印象です。ましてや起立負荷で血圧が上昇する場合や、新起立試験で体位性頻脈症候群と分類される場合は、むしろストレスにより交感神経の反射は亢進している可能性が高いと思います。それを確認せずに、交感神経を刺激するようなミドドリン塩酸塩などを投与すると、燃え上がった交感神経活動に油を注ぐことになりかねません。実際、「あの薬飲んだら頭が痛くなったからやめた」という声をしばしば耳にします。かといって、自律神経の検査は手間がかかるし、急いで治療を開始したいという場合もあると思います。そうした場面で一番のお勧めは、苓桂朮甘湯《りょうけいじゅつかんとう》39です。朝起きられないことの他に、めまいや乗り物酔いなど水滞《すいたい》の症状を伴います。奔豚気《ほんとんき》と呼ばれる心窩部から頭に突き上げるような動悸も目印になります。東洋医学的診察をするなら、舌の白苔《はくたい》や胖舌《はんぜつ》、歯痕舌《しこんぜつ》などの所見を確認できれば苓桂朮甘湯《りょうけいじゅつかんとう》39が効く確率は高まります。特に奔豚気《ほんとんき》が目立つ場合、苓桂朮甘湯《りょうけいじゅつかんとう》39に甘麦大棗湯《かんばくたいそうとう》72を合わせた苓桂甘棗湯《りょうけいかんそうとう》が特効薬となります。また、起立性調節障害と誤診されていた場合、医療側から水分を沢山とるようにミスリードされて、水滞《すいたい》を悪化させているケースにしばしば遭遇します。めまいや乗り物酔いに関しては、苓桂朮甘湯《りょうけいじゅつかんとう》39の内服で利水してあげれば、比較的早期に症状の改善が望めます。

手足の冷たい女性の頭痛、嘔気、めまいに半夏白朮天麻湯《はんげびゃくじゅつてんまとう》37

五月は調子がよかったのに六月の声を聞いたとたんにめまいと頭痛が出現する、または夏場は調子良いのに秋になると一気に体調が悪化する場合、苓桂朮甘湯《りょうけいじゅつかんとう》39より半夏白朮天麻湯《はんげびゃくじゅつてんまとう》37がお勧めです。こうした症例は、もともと胃腸が弱く、冷たい飲み物を飲んだり、体を冷やしたりすると頭痛やめまいが悪化します。夏場は苓桂朮甘湯《りょうけいじゅつかんとう》39で調子が良かったのに、秋の定期診察で頭痛などの症状が出現し、歯痕舌《しこんぜつ》など水滞《すいたい》の所見や手足の冷えの症状が進行してくるならば、私

JCOPY 88002-588

は迷わず半《はん》夏《げ》白《びゃく》朮《じゅつ》天《てん》麻《ま》湯《とう》㊲へ処方を変更します。苓《りょう》桂《けい》朮《じゅつ》甘《かん》湯《とう》㊴と半《はん》夏《げ》白《びゃく》朮《じゅつ》天《てん》麻《ま》湯《とう》㊲の鑑別で、症状が似ていても、漢方的診察がしっかりできれば、処方の選択に迷いは少ないと思います。しかし、所見の取り方に自信がなければ、便宜的には、①女性で、②ちょっと表情が暗くて、③寒さに弱そうなら半《はん》夏《げ》白《びゃく》朮《じゅつ》天《てん》麻《ま》湯《とう》㊲でまず間違いはありません。逆に苓《りょう》桂《けい》朮《じゅつ》甘《かん》湯《とう》㊴が合う人は、運動部所属で、もともと体は丈夫なのに、自律神経のバランスが悪く、水分を取りすぎる傾向があるような気がします。

朝が楽しみに

朝起きられない人は、学校へ行きそびれるとそのまま室内でうだうだしていて夜を迎えることになります。しかし、体内時計のリセットには、朝食と朝の光が必要なことを神山潤先生も繰り返し述べられています。そのため、できる限り午前中に目を覚まし、スープ一口でも良いからお腹に入れること、たとえ五分でも良いから玄関から外へ出て空を見上げることを毎日の課題とするように、患者さんにお話ししています。特に外へ出ることに関して、腰が引けている人が多いので、外へ出る口実作りも大切です。犬を庭で飼っている家なら、犬に挨拶する、庭木があるなら水やりの役目をするなどです。さらに、少しでもスペースがあれば、ミニトマトやキュウリの苗を植えて世話をするように勧めています。庭がなくても、ベランダがあれば家庭菜園は可能です。ちゃんと水やりをすれば、朝から新鮮な野菜を口にすることができるので、朝食も進み一石二鳥です。収穫ができるとささやかな成功体験となり、本人も家族も喜びます。

夜は暗く

朝の光に対して、夜のブルーライトは睡眠相を遅らせる作用があります。以前は、夜眠れないときには、テレビの放送も終わってしまうと、本やコミックを見るくらいしかすることはありませんでした。現代は、ほとんど一晩中テレビ番組はあるし、有料チャンネルも見放題、それ以上にパソコンやスマホで動画サイトを好きなだけ見て過ごすこともできます。さすがにゲームに関しては親も煩いので、子どもたちも罪悪感を持っているようですが、SNSはほとんど野放し状態が続いています。子どもたちが口にする「LINEでオールしちゃった、テヘッ！」というのはオールナイトで友達とSNSをしていたことを意味します。ちなみに「そんなことしてて、昼間眠くならないの？」と問うと「学校で寝てるから大丈夫！」という全然大丈夫でない答えが返ってきます。こうした子どもたちは、すでにSNS依存症に陥っているので、急にやめろと言っても反発を招くだけです。せめてもの対応策として、寝る時間を決めたら、それより二時間前までにテレビやスマホを止めるように指示します。また、日が暮れた後、スマホなどの画面を見るときには、ブルーライトをカットする眼鏡をかけたり、モニターをナイトモードにしたり、ブルーライトを減らすアプリを使ったりします。杏林大学医学部の古賀良彦教授は、ブルーライトカットが、睡眠の質を改善することを実験で確かめています。

JCOPY 88002-588

2 眠れない夜　不安を和らげ安眠を促す漢方薬

眠れない夜は

昭和のギャグに「地下鉄の電車はどこから入れたんでしょうね。考え出すと眠れなくなっちゃう」というネタがありました。思春期の患者さんの悩みは、それほど平和なものではなく、学校や部活、人間関係など多岐にわたります。こうしたストレスから睡眠障害をきたし、健康を損ねた患者さんが、病院を受診してきます。その場合、中途覚醒などの熟眠障害には、抑肝散加陳皮《よくかんさんかちんぴ》半夏《はんげ》83や甘麦大棗湯《かんばくたいそうとう》72が有効ですが、寝つきが悪い場合には他の処方も検討しなくてはなりません。杵淵彰《きねぶちあきら》先生は、不眠の状態を熟眠障害・中途覚醒と入眠障害に分類し、前者には竹茹温胆湯《ちくじょうんたんとう》91、帰脾湯《きひとう》65、柴胡加竜骨牡蛎湯《さいこかりゅうこつぼれいとう》12、柴胡桂枝乾姜湯《さいこけいしかんきょうとう》11、酸棗仁湯《さんそうにんとう》103を勧めています。入眠障害は、さらに興奮（身熱《しんねつ》）と心身疲労に分けて、身熱《しんねつ》には黄連解毒湯《おうれんげどくとう》15や黄連湯《おうれんとう》120を、心身疲労には酸棗仁湯《さんそうにんとう》103を処方候補に挙げています（**表1**）。

実際の症例です。八歳の女子（症例二二）は以前から時々頭痛があり、五苓散《ごれいさん》17の屯用で改善していました。秋の終わりに、寝つきが悪いというので、酸棗仁湯《さんそうにんとう》103一包を一日一回で処方しました。徐々に寝つきは改善し、二ヵ月程度で内服なしでも眠れるようになり、内服を中止しまし

入眠障害	興奮（身熱）	黄連解毒湯《おうれんげどくとう》⑮・黄連湯《おうれんとう》(120)
	心身疲労	酸棗仁湯《さんそうにんとう》(103)
熟眠障害・中途覚醒		竹茹温胆湯《ちくじょうんたんとう》(91)・帰脾湯《きひとう》(65)・柴胡加竜骨牡蛎湯《さいこかりゅうこつぼれいとう》⑫・柴胡桂枝乾姜湯《さいこけいしかんきょうとう》⑪・酸棗仁湯《さんそうにんとう》(103)

表1　不眠の漢方薬

（ツムラ・メディカル・トゥデイ領域別入門漢方医学シリーズ．精神領域と漢方医学「不眠と漢方」（出演：杵渕　彰）2005年7月27日放送分の内容をもとに作成）

た。しかし、翌年の春に再び寝つきが悪くなり、受診しました。この時は、「日常生活で何か悲しいことがあるとさらに眠れない」と言うので、悲しくて考え込むときは、加味帰脾湯《かみきひとう》(137)一包を酸棗仁湯《さんそうにんとう》(103)の代わりに内服するように屯用で処方しました。酸棗仁湯《さんそうにんとう》(103)と加味帰脾湯《かみきひとう》(137)をその日の気分で使い分けて、しっかり眠れるようになりました。

心配で眠れない時に加味帰脾湯《かみきひとう》(137)

大塚敬節先生は、「漢方薬には、近代医学でいう睡眠薬に該当するものはなく、それぞれの患者の病状を診察して、それに応じた薬を用いる」「薬の副作用や習慣性を心配する必要はない」と述べています。例として、エキス顆粒の中からは、黄連解毒湯《おうれんげどくとう》⑮、加味帰脾湯《かみきひとう》(137)、酸棗仁湯《さんそうにんとう》(103)、清心蓮子飲《せいしんれんしいん》(111)、柴胡加竜骨牡蛎湯《さいこかりゅうこつぼれいとう》⑫、桂枝加芍薬大黄湯《けいしかしゃくやくだいおうとう》(134)を挙げています。思春期の患者さんの中には、黄連解毒湯証《おうれんげどくとうしょう》は稀なので、その他の処方の中から、酸棗仁湯《さんそうにんとう》(103)、加味帰脾湯《かみきひとう》(137)、柴胡加竜骨牡蛎湯《さいこかりゅうこつぼれいとう》⑫をしばしば用います。

酸棗仁湯《さんそうにんとう》(103)は、一八〇〇年前の金匱要略《きんきようりゃく》に登場する薬で、虚労《きょろう》、虚煩《きょはん》のため眠れないものとありますが、具体的には「疲れているのに夜

JCOPY 88002-588

になると頭が冴えて眠れない」場合が良い適応だと思います。ここで、虚労《きょろう》とは病気や過労のために体が衰弱すると同時に心も困憊《こんぱい》した状態とされ、その結果としての熱や痛みなど身の置き場のないような不安定な自覚症状を生じた状態が虚煩《きょはん》と考られます。杵渕彰先生の分類でも、酸棗仁湯《さんそうにんとう》103は、入眠障害と熟眠障害・中途覚醒のいずれにも有効な処方に分類されています。また、意外ですが不眠の反対の過眠の状態でも効果があったことを大塚敬節先生が報告されています。多すぎても少なすぎても良くないものをちょうど良いレベルにコントロールするという漢方薬らしい効き方のエピソードだと思います。

加味帰脾湯《かみきひとう》137は、睡眠障害というより、くよくよ考え込んで健康を損ねている場合に使ってみる価値があります。益田総子先生は、加味帰脾湯《かみきひとう》137の効く症例の特徴として、①先回りして心配し、理論的な説明で納得しない、②一度解決しても、同種の心配を繰り返す（学習しない）、③性別、年齢に関係ない、④奏効すると、余分な想念（いやな思い出、不安感）の浮かぶ量が減る、というポイントを講演会の中で述べられています。私は、「試験や学校行事の前になると明日のことが心配で眠れない」という話を聞くとついつい投与したくなります。

なぜ眠前投与か

不眠の主訴で受診した患者さんに、一日朝夕食前二回または朝昼夕食前三回内服の指示で処方箋を出すと「朝飲んで眠くなりませんか?」とか、「昼間寝てしまうといけないので、夜しか飲みませんでした」とか言われることがしばしばあります。最初に大塚敬節先生のお言葉を引用したように、西洋薬の睡眠薬と漢方薬は作用機序が異なるので、そうした心配は無用なのですが、加味帰脾湯証《かみきひとうしょう》の人のように少しのことでも考えだすと眠れなくなってしまうことがあるので、私は原則寝る前だけの処方にしています。それでも、効く人には十分な効果がありますから臨床的に困りません。「そんなのプラセボ効果でしょう」と切り捨てるお方もいらっしゃるでしょうが、「薬がなくなったら、やっぱり眠れないので、また同じのを下さい」とか「寝る前の薬を変えた後から眠れない」という患者さんも多数みえるので、プラセボ効果以上のものを私は感じています。さらにいうと、「最近飲み忘れても眠れます」と言われれば、止め時と考えて良いと思います。

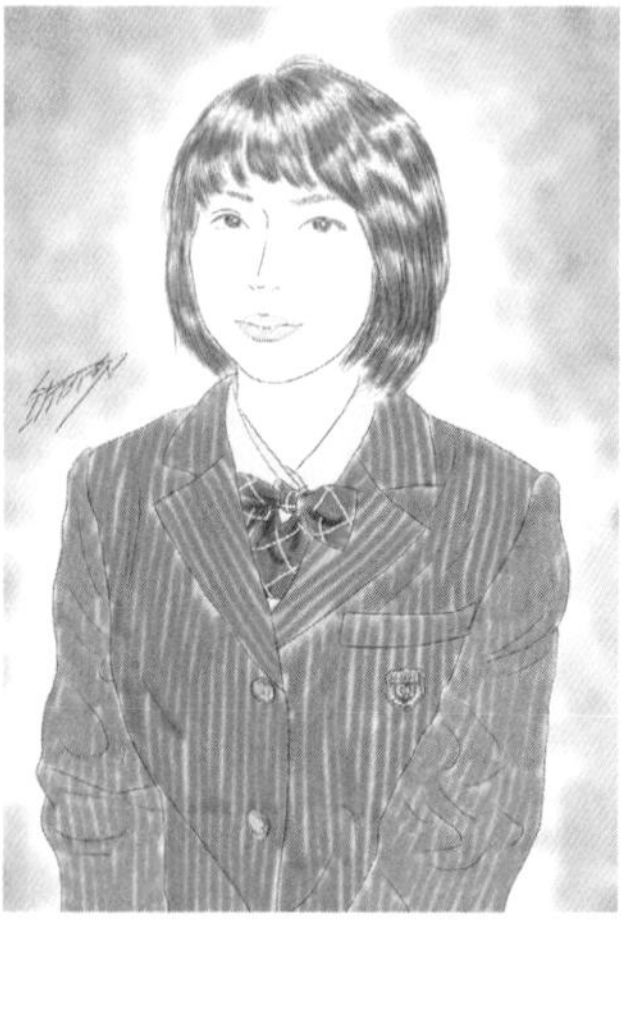

　JCOPY 88002-588

3 いい夢見ようぜ！　漢方薬で悪夢を楽しい夢に

悪夢を見ていて寝た気がしない

眠気や朝起き不良を訴える患者さんの中に、「睡眠時間は確保しているつもりなのに、嫌な夢ばかりみていて寝た気がしない」という訴えがあります。嫌な夢の内容が、「毎晩、虎に追いかけられる」とか、「チェーンソーを持った人に追いかけられる」「刃物で刺される」「階段に内臓が散らばって落ちている」といった恐怖映画さながらのシーンや、「マシュマロが二階から転がってくる」というマシュマロ嫌いの女子高生まで、さまざまな悪夢が、睡眠の質を悪化させて熟眠障害を起こさせているようです。夢に登場する恐怖の対象は、虎や犬などの動物や、ゾンビやオバケ、怪獣など架空の物、マシュマロなど嫌いな食べ物もあるのですが、家族や学校関係者など身近な人物が登場する夢が、問題のある現実を反映しており、むしろリアルに怖いと思われます。中でも一番怖そうな夢は、中学生の女子が語ってくれたものです。彼女が言うには、「夢の中で、昔の担任の先生が私を拉致しようと追いかけてくるんです」「どこへ連れていかれるの？」と尋ねると「……小学校の教室へ」とうつむきながら答えました。

毎晩虎に追いかけられて

一休さんのとんち話に「毎晩、屏風絵《びょうぶえ》から虎が出てきて悪さをするのじゃ」と将軍様が相談するシーンがあります。それによく似た訴えを聞いたことがあります。小児科の患者さんであるお子さんに呼吸障害があり、自宅で気管切開部からの吸引処置を二四時間三六五日続けているお母さん（症例二三）からです。最近、患者さんのおばあさんが、認知症が進み夜間徘徊の末に転倒して、大腿骨を骨折し入院してしまいました。もともと、お子さんの気管吸引のために、お母さんは夜間でも短時間で繰り返し起きなければならないのですが、わずかな睡眠時間中も、毎晩、虎に追いかけられる夢を見て熟睡できないと訴えます。それ以前にも、頭痛や腹痛など体調が悪いとき、漢方薬で治療したことがあったので、今回も「夢の中の虎をなんとかしてほしい」というのです。診察すると、腹力は非常に弱いのですが、お腹にそっと手を置いただけでも痛がるくらい心下痞鞕《しんかひこう》と左右の胸脇苦満《きょうきょうくまん》があります。さらに、腹直筋攣急《ふくちょっきんれんきゅう》があり、お臍の脇には大動脈の拍動もしっかり触れました。脈は、弓の弦を弾くような弦脈《げんみゃく》で、脈拍も多い数脈《さくみゃく》です。舌表面は白く苔がついていますし、舌全体が浮腫んで歯の痕が付く歯痕舌《しこんぜつ》でした。広い範囲の胸脇苦満《きょうきょうくまん》から、抑肝散《よくかんさん》㊺の適応も考えられるのですが、明らかに虚証《きょしょう》で脾胃も弱そうなので、抑肝散加陳皮半夏《よくかんさんかちんぴはんげ》㊳一包を、夜寝る前に投与しました。すると内服した夜から、夢に虎が出なくなり、目覚めがすっきりしたということでした。

友達と嫌なことがあって

中学一年生の吹奏楽部の女子（症例二四）は、学校で友達と嫌なことがあって、それ以来朝の腹痛や頭痛が出現し、朝、起きられないため学校を休んでいました。朝になると内容はよく覚えていませんが、怖い夢を見ると言います。自律神経の一日の活動を調べると、午前中の交感神経の立ち上がりが悪く、夕方から夜に交感神経が過剰に活動し、深夜も周期的に交感神経が活動していました（**図19**）。

夜間の交感神経活動を抑えるため、抑肝散《よくかんさん》加陳皮《かちんぴ》半夏《はんげ》83一包を眠前に一回投与しました。三週間後には、頭痛、腹痛もなくなり、怖い夢も見なくなりました。朝も起きられるようになり、六ヵ月の内服で廃薬となりました。

いっそ電車に飛び込んで

嘔吐を主訴に来院した中学二年生の女子（症例二五）は、中学入学後から、嘔吐、頭痛、めまいを繰り返していました。他の病院の小児科で〝起立性調節障害〟と言われミドドリン塩酸塩やマレイン酸フルボキサミンを投与されましたが、飲むとかえって心臓がどきどきしたため、救急外来に駆け込む騒ぎになりました。そこで、心電図もとりましたが不整脈はみつかりませんでした。さらに、朝起きられず、イライラして姉妹や両親に八つ当たりしていたと言います。ドクター

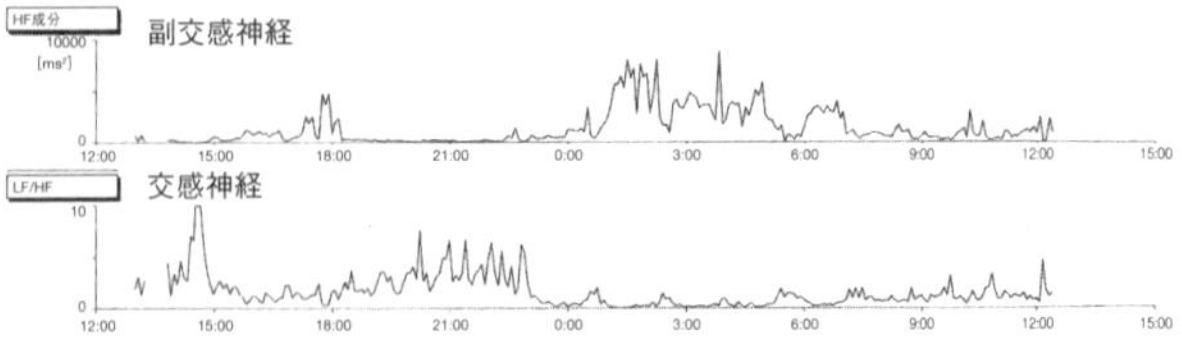

図19　症例24の自律神経バランス検査の結果

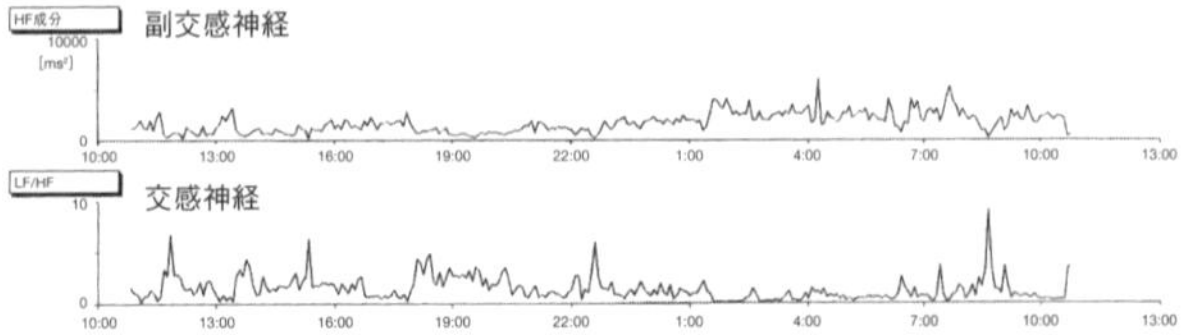

図20　症例25の自律神経バランス検査の結果

症例24、25いずれも夜間の交感神経の活動が高く、抑肝散《よくかんさん》加《か》陳皮《ちんぴ》半夏《はんげ》83が有効であった。

ショッピングを繰り返した末、最終的に私の元を訪れました。来院時に起立試験も行いましたが、起立負荷後に、血圧も心拍も著明に上昇しており、交感神経は過剰反応をしているようでした。動悸の既往もあったため、二四時間のホルター心電図検査を行い、自律神経活動を評価しました（**図20**）。その結果、副交感神経の活動が午前二時から一一時頃まで高く、睡眠位相が後ろへずれている可能性がありました。一方、交感神経の活動が昼も夜も一日中みられ、二四時間を通して緊張していると考えられました。ところどころ極めて高いピークもあり、一日に何度か怒っているという家族のお話しと一致します。怒りをため込んだ場合の処方として、抑肝散《よくかんさん》54が有名ですが、もともとの主訴が嘔気であり、体格的にも華奢で胃腸が弱そうだったので抑肝散《よくかんさん》加《か》陳皮《ちんぴ》半夏《はんげ》83二包分二を最初に処方しました。

二週間後、めまいや頭痛は続いていましたが、夜はよく眠れるようになったといい、起床時間も少しは早くなったようでした。診察後、本人から付き添いのお母さんに向かって、「先生だけ

JCOPY 88002-588

に話したいことがあるから、外で待っていて」との発言があり、お母さんも一瞬驚いたようですが、診察室を出ました。そして、彼女が語るには、「中学一年の頃、言いたいことがあっても言えない自分が嫌になって、いっそ電車に飛び込んで死のうと何度も思った。中学二年では、小学校で仲が良かった子に嫌われ、悪口をいわれたり、意地悪をされた。部活も長く休んでいたので、参加しにくいし、学校も行けない。学校にも家にも自分の居場所がない。でも、本当のことを親に言うと心配すると思うので、言えない」とそれまでは自分の体の不調を他人事のようにポーカーフェイスで淡々と語っていたのに、一転、激しい口調で心情を吐き出したのです。私が、「そうか、ずっと我慢してたんだね。でも、無理しなくて良いんだよ。言いたいことがあれば言えばいいし、泣きたければ思いっきり泣けばすっきりするし」と声をかけると、彼女の大きな目に堰を切ったように涙があふれ、号泣し始めたのです。ここで、力一杯ハグしてあげれば、青春映画のワンシーンのように美しいのですが、それは男性がトレンディーなイケメンだった場合に限定されます。同じ行為でも、疲れたおっさんと女子中学生の取り合わせでは、セクハラで訴えられかねないご時世ですから、気の小さい私は子どもをなだめるように、頭をなでて、彼女が泣き止むのを待ったのでした。

心情を吐露する抑《よく》肝《かん》散《さん》加《か》陳《ちん》皮《ぴ》半《はん》夏《げ》83

北海道の井齋偉矢《ひでや》先生は、講演会の中で、「外から分る怒りではなく、無意識の世界に知らぬ間に蓄積された怒りがもとで、激怒によりα-交感神経緊張状態となり、痛みをはじめ種々の身体症状が現れる。こうした症状に抑肝散《よくかんさん》54または抑肝散加陳皮半夏《よくかんさんかちんぴはんげ》83が有効である」とお話しされていました。また、先輩からの受け売りで申し訳ないのですが、「抑肝散加陳皮半夏《よくかんさんかちんぴはんげ》83は、心情を吐露しやすくする処方」だと教えてもらったことがあります。今回のように、死にたいとか自殺企図のある患者には、基本は向精神薬を考慮すべきと考えますが、以前処方されたマレイン酸フルボキサミンでも、動悸が出現してほとんど飲めなかったこともあり、また、号泣の後におだやかな表情がみられたこともあり、抑肝散加陳皮半夏《よくかんさんかちんぴはんげ》83に甘麦大棗湯《かんばくたいそうとう》72二包朝夕食前を追加して経過をみました。今回の女子中学生は、涙の一件から、気持ちがすっきりしたのか、フリースクールへ登校を始め、高校にも無事合格し、楽しい高校生活を送っています。

夢の役割

夢の中でもとりわけ悪夢にはどのような意味合いがあるのでしょうか。古代から夢にまつわる不可思議な現象は「神のお告げ」や「悪魔」によって生じると考えられてきました。悪夢のことを英語で night mare といいますが、語源は夜に人を襲う悪魔の名前からきています。初めて学問として夢をとりあげたフロイトは一九〇〇年にその著書「夢判断」の中で、「夢はあくまでも表面に現れている意識の一部で、その背後には願望が隠れている」と考えました。その願望を見つけ出すために精神・性的観点から夢を解釈し、神経症の治療を行いました。弟子のユングは、

JCOPY 88002-588

夢の最大の役割は意識に対する補償機能だとしました。夢は意識の未完成なところを補うもので、夢に登場する心像《しんぞう》を話題にして気づきにいたるよう支援することが治療的に大切であるとし、これを夢分析と呼びました。一九八〇年代になると精神力動学に神経科学を融合した認知・神経科学的研究が行われるようになりました。脳波、事象関連電位、脳機能イメージングを用いた研究です。その中でも、脳機能イメージングシステムであるＰＥＴ（陽電子放射断層撮影法）を用いた研究により、夢を見ていることが多いレム睡眠中には、新しい脳である前頭連合野、帯《たい》状回《じょうかい》後部の神経活動が低下し、逆に古い脳である橋被蓋《きょうひがい》、左視床《ししょう》、両側扁桃体《へんとうたい》、帯状回前部の神経活動が活発化することがわかりました。つまりレム睡眠中には進化的に新しい高次脳活動が低下し、原始的な大脳辺縁系や二次視覚野の神経活動が活発化しているのです。とりわけ日中に出会ったストレス体験や嫌なことがらは、レム睡眠中に負の感情をつかさどる扁桃体を活性化させ悪夢になりやすいといわれます。

極度に強いストレス後の症状は、心的外傷後ストレス障害（ＰＴＳＤ）と呼ばれます。ＰＴＳＤは実際に生死にかかわるような危険を経験して強い恐怖を感じ、それが記憶に残って心の傷となり、意図せずに繰り返し思い出されることによって恐怖を感じる疾患です。ＰＴＳＤの診断基準には睡眠障害に関連する項目が二つあります。具体的には「夢の内容と衝動またはそのいずれかが心的外傷的できごとが関連していて反復的で苦痛な夢をみる」、「入眠や睡眠維持の困難や浅い眠りなどの睡眠障害がある」です。つまり悪夢と入眠・睡眠維持困難はＰＴＳＤの診断基準の一部となっているのです。こうした患者さんに対する抑肝散《よくかんさん》54や抑肝散加陳皮半夏《よくかんさんかちんぴはんげ》83の効果は、近年、科学的な解明が進んでいます。

抑肝散《よくかんさん》㊹と睡眠レベル

認知症の患者さんは睡眠が浅く、また中途覚醒が多いため自覚的にも他覚的にも熟眠感が悪い状態だといいます。香川大学の新野秀人先生は、認知症患者さんに抑肝散《よくかんさん》㊹を四週間投与し、その前後で睡眠レベルを比べました。睡眠ポリグラフをみると、抑肝散《よくかんさん》㊹投与後には、総睡眠時間が延長し、睡眠効率も改善していました。睡眠の構造をみると、特に非レム睡眠第二段階が有意に改善していました。また、認知症の人は同じ年代の人と比べてレム睡眠（夢見）が減っているという報告があります。これに対して抑肝散《よくかんさん》㊹服用によって、レム睡眠が多少増えています。このように抑肝散《よくかんさん》㊹は、睡眠レベルの構成比を正常化させる作用があることが予想されます（図21）。

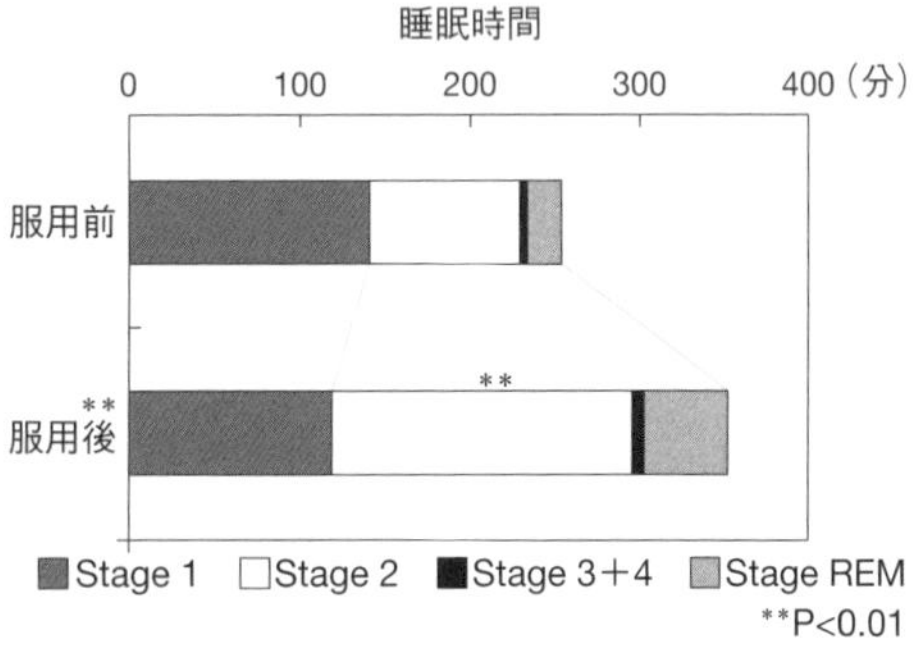

図21　抑肝散《よくかんさん》㊹投与による睡眠構造の変化

（堀口　淳：抑肝散の臨床応用．精神神経学雑誌114：710, 2012）

心的外傷とグルタミン酸神経

JCOPY 88002-588

人間関係の不調から、ネガティブ思考のスパイラルに陥ることはよくあります。きっかけがはっきりしている場合、これをトラウマと呼ぶことが多いのですが、本来トラウマは生命を脅かしかねないイベントを指すそうです。しかし、ガラス細工のように繊細で、根拠の希薄なプライドを必死で守ろうとしている現代の子どもたちは、些細な一言で自分のすべてを否定されたかのようなショックを受けます。こうしたトラウマの機序が、生理学的に解明されつつあります。

横浜市立大学の高橋琢哉教授のグループは恐怖体験の記憶が形成される分子細胞メカニズムを解明しました。高橋教授らは、ラットを用いた研究で、特定の場所に入った時に電気ショックを与えるとその場所に近づかなくなるというトラウマのモデルを作りました。そして、その恐怖記憶が形成される際にグルタミン酸受容体の一つである「GluR1受容体」が海馬《かいば》におけるCA3領域からCA1領域にかけて形成されるシナプスに移行してシナプス応答が強化され、情報が伝わりやすい状態になっていたのです。つまり、グルタミン酸系神経の過剰伝導がトラウマの原因の一つと考えられるのです。これをヒントにトラウマを改善する治療法ができるかもしれないと高橋教授は期待しています。

しかし、そんなに便利な薬がすぐにできるのでしょうか。実は、すでに存在しているのです。基礎研究において、抑肝散《よくかんさん》54は、グルタミン酸放出抑制作用やグルタミン酸トランスポーター活性化作用により、細胞外液中のグルタミン酸濃度の過剰な上昇を抑制します。おそらくグルタミン酸系神経のシナプス間隙でも同じことが起こり、過剰なグルタミン酸が適正化され、過剰伝導が改善されると考えられます（**図22**）。

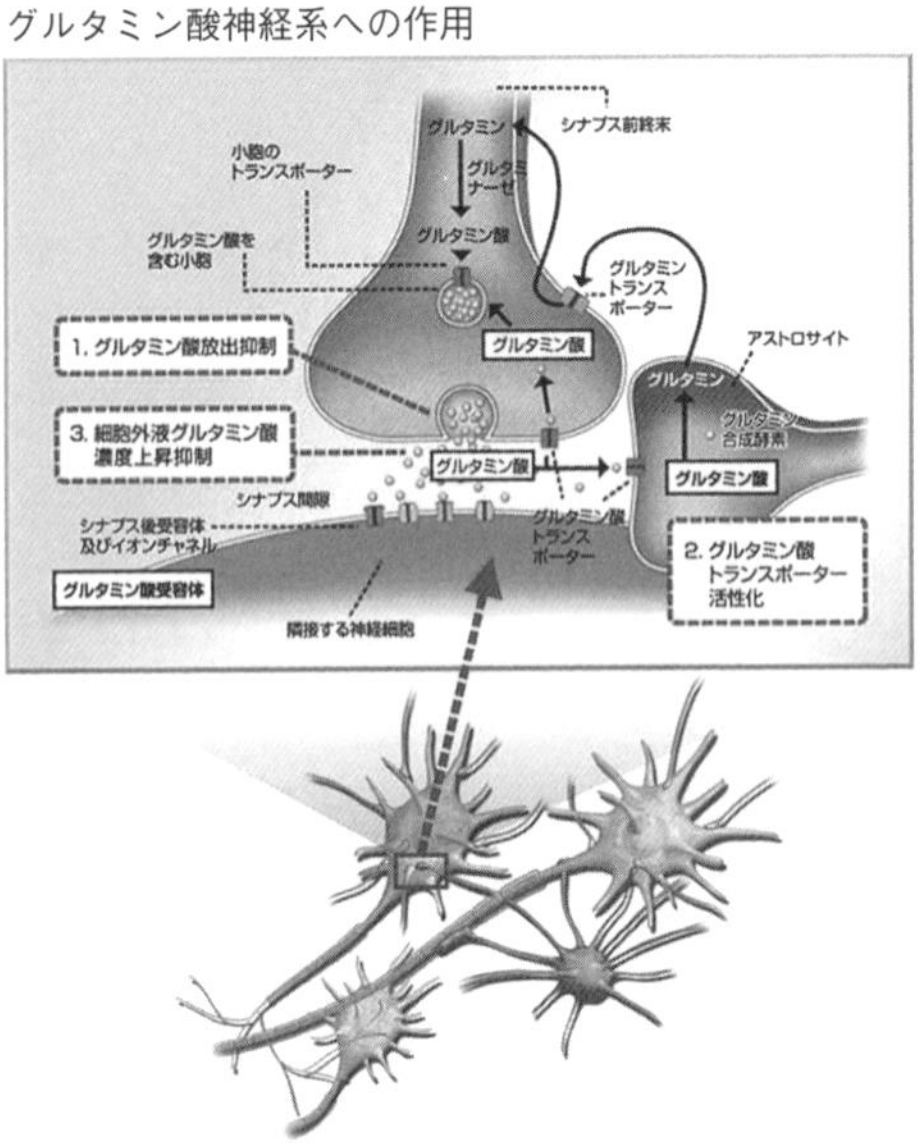

図 22　抑肝散《よくかんさん》54のグルタミン酸神経系に関する効果

（水上勝義：カラーグラビア 目で見る抑肝散と脳神経における作用. 脳 21：403, 2009）

一方、抑肝散《よくかんさん》54は、過去の嫌な記憶により想起される不安と生得《しょうとく》的な不安をともに改善するという抗不安作用を持つことを北海道大学の山口拓《たく》先生が発表されています。特に、記憶が関連する不安に対する抑肝散《よくかんさん》54の抗不安作用は、セロトニン選択的５-ＨＴ１Ａ受容体を介して発現していることが示唆されており、抑肝《よくかん》散《さん》54がこれを正常化する作用があるといいます。

抑肝散《よくかんさん》54と抑肝散加陳皮半夏《よくかんさんかちんぴはんげ》83

さて、ここで紹介したエビデンスは抑肝散《よくかんさん》54のものばかりですが、臨床の場では心因性の不定愁訴に対して抑肝散加陳皮半夏《よくかんさんかちんぴはんげ》83を使う機会のほうが圧倒的に多いと私は感じています。奈良の岡留美子先生は、「怒りの急性期には抑肝散《よくかんさん》54が奏功するが、長期化した怒りは心身を損ね虚弱化させ、脾胃が弱まり、抑肝散《よくかんさん》54では効果が十分に得られない。そこで、怒りが慢性化し、心身

JCOPY 88002-588

ともに弱ったもののために脾胃の働きを正常化させる抑肝散加陳皮半夏《よくかんさんかちんぴはんげ》83が考案された」と書かれています。また、横浜市の益田総子先生は抑肝散加陳皮半夏《よくかんさんかちんぴはんげ》83に関して、「現在進行形で肉体的、精神的な被害を受けている」患者さんに劇的に効くとお話されています。逆にイライラが昂じて、周囲の人たちに迷惑をかけている患者さんには抑肝散《よくかんさん》54が有効だというのが私の意見です。この説を裏付けるように、両処方の成り立ちの歴史に興味深いエピソードが隠れています。

まず、抑肝散《よくかんさん》54の出典ですが、明の時代の小児科書「保嬰撮要《ほえいさつよう》」であることが有名です。一方、抑肝散加陳皮半夏《よくかんさんかちんぴはんげ》83は、江戸時代の日本で作られた処方なのです。おそらく、当時から日本人には抑肝散《よくかんさん》54よりも抑肝散加陳皮半夏《よくかんさんかちんぴはんげ》83の証が多かったのではないでしょうか。現在の国際関係における日本と某国の立ち位置を考えればなんとなく二つの処方の持つ意味がわかるような気がします。ちなみに、抑肝散加陳皮半夏《よくかんさんかちんぴはんげ》83を創出した北山友松子《ゆうしょうし》は、明の亡命者の医師である馬命宇と長崎丸山の遊女の子だといいます。中国人の父と日本人の母という両親の国民性の違いを間近に見て、日本人には抑肝散加陳皮半夏《よくかんさんかちんぴはんげ》83が必要だと考えたのかもしれません。

泣きたいのを我慢している人に抑肝散加陳皮半夏《よくかんさんかちんぴはんげ》83

山本巌先生は、抑肝散加陳皮半夏《よくかんさんかちんぴはんげ》83が有効な人の神経症の特徴として、「精神的な被害を受けて、理不尽に痛めつけられている人で、我慢し反撃して異論を唱えることが苦手な人」、「イライラ怒りっぽく、精神的被害を受けたことを思い出すと腹が立ってムカムカし、思い出しただけで

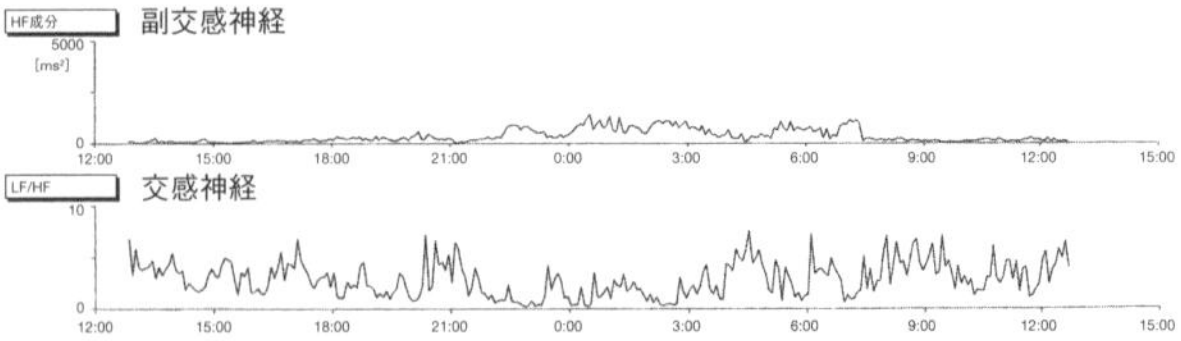

図23　症例26の自律神経バランス検査の結果

咳チックの症例で昼夜ともに交感神経の過剰な活動がみられる。

も悔しい」、「相手の言葉がグサグサ自分の体に突き刺さり、思い出すと悔しくて寝つきが悪く、夜中に何度も目を覚ましたり、悪夢を見る。身体症状を伴っていることも多い」と具体的なシチュエーションを挙げています。この話を外来で患者さんにしてみると、ものすごく同意してもらえることがよくあります。ある時は、患者さんに抑肝散《よくかんさん》加《か》陳《ちん》皮《ぴ》半夏《はんげ》83を処方し、同様のお話をした後で、隣で聞いていた研修医から、「池野先生！お願いですからその薬を僕にも下さい！」と、鬼気迫る表情で言われたことがあります。

　こうした患者さんたちは、理不尽なストレスに耐え、じっと我慢しているうちにさまざまな不調が現れてきます。電車に飛び込もうとした女子中学生もそうでしたが、我慢をしていたことに気づき、涙を流すことによって、症状が改善に向かうことをしばしば経験します。他にも、一一歳の女子小学生（症例二六）は、マイコプラズマ肺炎の後、激しい咳が続き、顔面の強い痛みも伴うため受診しました。咳は、浅い咳で、出始めると吐きそうになるくらいなのですが、自分で話を始めるとぴたりと止まるのです。また、寝る前は咳が止まらず苦しみますが、一旦眠ると朝まで出ません。咳や顔面痛はさぞ辛いと予想されるのですが、母親が症状を語っている間、大きな目を見開いて瞬きもせずに淡々と話を聞いています。自律神経の検査をしてみると交感神経が昼も夜も活動していました（図23）。

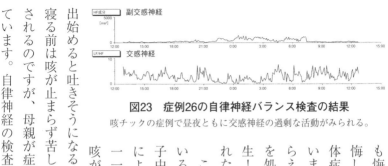

JCOPY 88002-588

検査結果を見せながら、「昼も夜もずっと緊張している。学校でも家でも安心できる場所がないんじゃないか。ずっと何か我慢しているんだろう」と説明すると、突然叫ぶように大声で泣き出し、大人たちを驚かせました。本人が言葉少なに語るには、「保健室が落ちつく」というので、学校側で配慮してもらうように担任に伝えました。その後、一週間で咳も痛みも治まり、投薬も中止しました。後から漏れ聞いた話だと、兄は何年も前から原因不明の運動障害が出現し、寝たきりの全介助の状態が続いており、両親も最近離婚したということでした。そんな中、愚痴も言わず一人でじっと耐えていたようです。

映画「君の名は」で一躍有名になった新海誠監督の初期の作品に「秒速5センチメートル」という短編があります。その中で主人公が「ただ生活をしているだけで、哀しみはそこここに積もる」と語るモノローグが出てきます。新海監督自身の手になる同名小説の解説の中で、書評家吉田大介氏はこのセリフに対して、「人はただ生きているだけで傷つく、生きているだけで辛く、苦しい。そこからのあっという間の、鮮やかな、決定的な『回復』などはありえない。そう気づけばこそ人は、日々の、小さな『回復』を甘受し、喜び、大切にすることができる。それだけでもう十分に奇跡だ」とコメントしています。少しずつ降り積もったストレスが抱えきれなくなった時、人は苦しみもがきます。しかし、ほんの些細なきっかけで、立ち直ることがあります。溜まったものを吐き出すために大声で泣くというのは、そうした場合の解決策の一つになります。そして、抑肝散加陳皮半夏《よくかんさんかちんぴはんげ》[83]は、泣くのをこらえていた人たちに、「辛かったでしょう。我慢しないで泣いてもいいんだよ」と囁きかけているように思います。

第Ⅳ章

学校行事に役立つ漢方薬

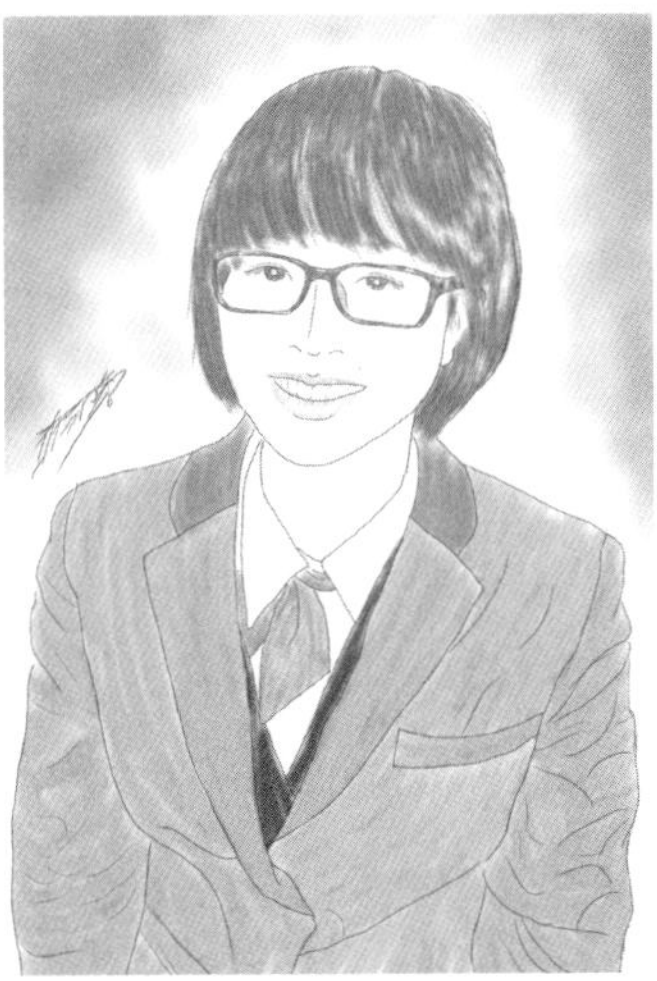

1 運動会でヒーローに　パフォーマンスを上げる漢方薬

頑張る君に

夏が終わるとスポーツの秋の到来です。近年、春先に運動会を行う学校が増えていますが、やはり運動会は秋が王道です。全員参加の競技もいいのですが、選ばれし精鋭たちによって争われるクラス対抗リレーには、独特の華があります。代表選手に選ばれることはとても光栄なことなのでしょうが、一方、他人にはわからない責任感で悩む子供たちも存在します。

一〇歳の男子小学生（症例二七）は、秋になったのに食欲が低下し、口唇にヘルペスが出てきたため、病院を受診しました。忙しいかと聞くと、学校対抗駅伝の選手に選ばれその練習だけでも大変なのに、それに加えて野球の試合、音楽会とイベントも目白押しだそうです。疲れとストレスが積み重なって、単純ヘルペスウイルスの再活性化が起こったのでしょう。こうした場合、抗ウイルス剤はもちろん有効なのですが、五日間飲み終わってしばらくするとまた再発を繰り返すケースもしばしばみられます。実際に、この患者さんには、抗ウイルス剤五日分に加えて、補《ほ》中益気湯《ちゅうえっきとう》㊶一包を一日一回朝食前に処方しました。食欲低下を改善すると同時に免疫能のアップも狙ったのです。二週間後に再度診察すると、口唇ヘルペスは、消えたり出たりを繰り返して

JCOPY 88002-588

いるようですが、それ以上の悪化はなく、何より「補中益気湯《ほちゅうえっきとう》㊶を飲み始めてから足が速くなった」と大変喜んでくれました。その後一ヵ月間、抗ウイルス剤は使わずに補中益気湯《ほちゅうえっきとう》㊶のみ継続し、ヘルペスは治癒しました。おまけに、学校のマラソン大会では八位に入賞したと嬉しそうに報告してくれました。以前にリレーの選手だった中学生にも投与したことがありますが、記録がグンと良くなったと喜んでいました。

病み上がりのあなたに

次に大きな病気の回復期の治療のお話しです。一五歳の女子中学生（症例二八）です。年末に咳と発熱があり救急外来を受診、マイコプラズマ感染症の従妹と連日の接触歴があり、胸部レントゲン写真からも間質肺炎像と胸膜炎を認め、マイコプラズマ肺炎と診断されました。抗生剤の投与を受け熱は下がりましたが、二週間後も激しい咳と強い倦怠感が続いていました。一月末には、学校行事のスキー教室があり、是非参加したいと希望していたので、体力回復のために補《ほ》中益気湯《ちゅうえっきとう》㊶を開始しました。しかし、感染から四週間たって咳は出なくなりましたが、倦怠感が続き、少し動いただけでも息がきれて疲れ、また、腰や足の筋肉が痛い、学校へ行っても顔色が悪いと言われ自宅へ帰されるというお話しでした。そこで、マイコプラズマ感染症後の筋肉痛、関節痛、慢性疲労と診断し、漢方医学的には病後の血虚《けっきょ》、気虚《ききょ》と考え、十全大補湯《じゅうぜんたいほとう》㊽二包を一日二回に分け朝夕食前に処方しました。筋肉の痛みはしばらく残りましたが、倦怠感と顔色の悪さは、一週間程度で回復し、月末のスキー教室にも参加できました。

スポーツ競技のパフォーマンス向上に補中益気湯《ほちゅうえっきとう》㊶

補中益気湯《ほちゅうえっきとう》㊶は補剤《ほざい》の代表であり、別名医王湯《いおうとう》とも呼ばれます。補剤《ほざい》は、「消化吸収機能を高めて全身の栄養状態を改善し、また免疫機能を賦活する。これらの作用により生体防御機能を回復させて、病態の治癒促進にあたるものである」と富山大学教授の柴原直利先生は述べておられます。山本巌先生は、補中益気湯《ほちゅうえっきとう》㊶の適応病態として、全身的な体力の低下、免疫能の低下による感染症の予防に加え、骨格筋、中空臓器の平滑筋・括約筋の緊張低下などを例示しており、適応疾患にも急性疲労・慢性疲労を筆頭に挙げています。

補中益気湯《ほちゅうえっきとう》㊶が創薬された起源は、戦国時代の中国にあり、戦闘で疲弊した兵士の回復に使われたそうです。現代の過激ともいえるスポーツ競技の中で、心身ともに疲れ切った子どもたちにも十分応用可能です。それ以前に、そこまで部活を厳しくする必要があるかという議論もあり、地元長野県では、中学校の朝の部活禁止と決められたほどです。しかし、実際は合同自主練習という名目で、早朝の部活は現在でも同じように行われています。

ところで、補中益気湯《ほちゅうえっきとう》㊶をスポーツにおけるパフォーマンスを強化する薬として投与することに、ドーピング上の問題はないのでしょうか。薬剤師会による「ドーピング防止ガイドブック」によりますと、補中益気湯《ほちゅうえっきとう》㊶の構成生薬の一つである陳皮《ちんぴ》はシネフリンを含み二〇一七年のドーピング監視プログラムに含まれます。でも安心してください、「禁止物質とみなさない」とも明記されています。

インフルエンザ予防にも補中益気湯《ほちゅうえっきとう》㊶

一方、補中益気湯《ほちゅうえっきとう》㊶は体力だけでなく、免疫力を上げる効果もあります。インフルエンザの予防効果をみるために、新見正則先生は、東京都板橋区の愛誠病院で漢方薬の補中益気湯《ほちゅうえっきとう》㊶を飲んだ群一七九人と飲まない群一七九人で、感染に差があるかを調べました。結果は、飲んだ群では一人、飲まない群では七人のインフルエンザ感染が認められ、有意差をもって、補中益気湯《ほちゅうえっきとう》㊶のインフルエンザ感染予防効果が証明されました。

さらに森和也先生たちは、補中益気湯《ほちゅうえっきとう》㊶内服によるインフルエンザ感染マウスの死亡率減少効果を報告しています（**図24**）。その機序として、補中《ほちゅう》益気湯《えっきとう》㊶のNK細胞活性化や、インターフェロンの感染早期の立ち上がりや、その後の過剰産生の抑制についても解析を加えて説明されています。

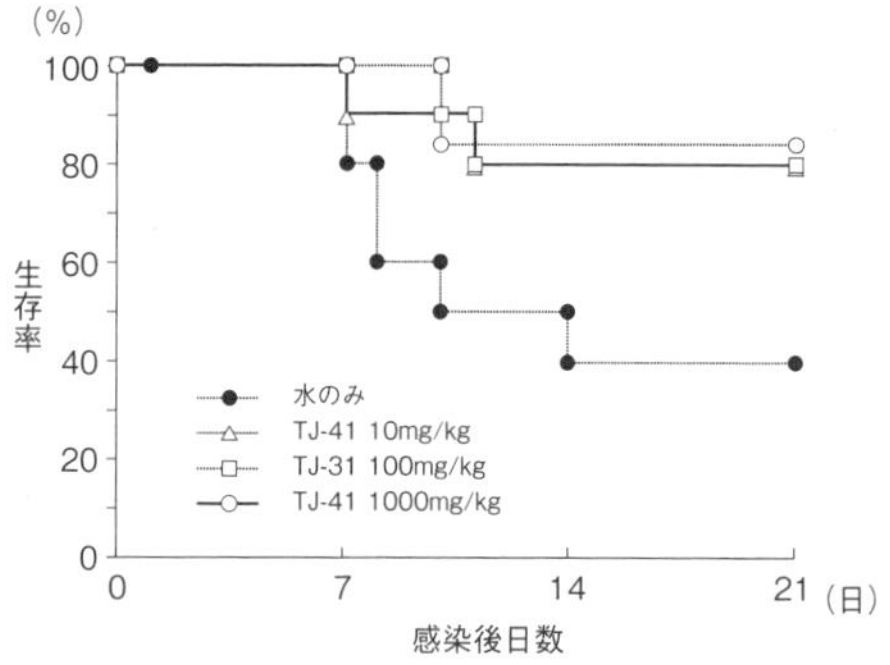

図24　補《ほ》中《ちゅう》益《えっ》気《き》湯《とう》㊶投与によるインフルエンザ感染マウスの死亡率の改善

（Mori K, et al.：Effect of Hochu-ekki-to（TJ-41）, a Japanese herbalmedicine, on the survival of mice infected withinfluenza virus. Antiviral Research 44：107, 1999より引用）

病中、病後、術前にも十全大補湯《じゅうぜんたいほとう》㊽

次に十全大補湯《じゅうぜんたいほとう》㊽ですが、補中益気湯《ほちゅうえっきとう》㊶の効果に加え、血虚《けっきょ》の改善作用があるといわれます。血虚《けっきょ》といっても単にヘモグロビン値が低いというだけでなく、循環が悪い場合も含まれます。つまり全身または局所の栄養状態が悪いということです。今回、十全大補湯《じゅうぜんたいほとう》㊽の症例として挙げたマイコプラズマ感染症は、普段健康な若者でも感染し、しかも長期に渡りダメージを残す病気です。実は、この女性のヘモグロビン値は一三・九グラム／一〇〇ミリリットルと正常でしたが、顔色不良や筋肉痛を血虚《けっきょ》の症状としてとらえ十全大補湯《じゅうぜんたいほとう》㊽を選択しました。下気道感染症による咳の症状には、この症例では五虎湯《ごことう》㊻を使用し、速やかに改善しました。

十全大補湯《じゅうぜんたいほとう》㊽は、病中、病後の体力回復だけでなく、予定開腹手術前の体力増強に使ったこともあります。腹痛を繰り返し、小児外科で慢性虫垂炎と診断された中学生の男児は、腹痛だけでなく、食欲不振も続いており、外見的にも顔色不良、るい瘦があり、血液検査でも低たんぱく血症があるため、なかなか手術に踏み切れずにいました。小児外科の主治医から、術前の栄養状態を改善させるように小児科が依頼を受け、十全大補湯《じゅうぜんたいほとう》㊽を投与したところ、食欲も出て顔色も良くなり、安心して虫垂切除手術に臨めたそうです。

十全大補湯《じゅうぜんたいほとう》㊽は、本来、造血機能の改善に効果があります。抗がん剤や放射線治療の骨髄抑制に関して広く使われ、さまざまな報告例があります。思春期に関しては、過多月経による貧血にも応用ができます。実際、過多月経のために出血が続き、ヘモグロビンが四・八グラム／デシリットルまで低下した中学二年生の女子も、鉄剤の注射と十全大補湯《じゅうぜんたいほとう》48の内服で三週間の間にヘモグロビンが七・七グラム／デシリットルと速やかに改善し、その後も輸血なしで、一一グラム／デシリットルを越えました。全血で計算すると一週間に一〇〇ミリリットル程度ずつ造血したことになります。若い子ってすごい生命力ですね。

シフトダウンも時に必要

清暑益気湯《せいしょえっきとう》136の場合もそうでしたが、補中益気湯《ほちゅうえっきとう》41が必要となる患者さんは、もともと極限まで頑張る傾向があり、無理を重ねて体を壊します。大事な競技大会や受験など、人生のその後に関わる場合は、補中益気湯《ほちゅうえっきとう》41で短期間頑張らせても許されると思いますが、そうした生活を延々と続けて、ついには燃え尽きてしまったら、本末転倒です。何か頑張らなければいけない目標があったら、その期日を確かめ、それが終わった後は、頑張り具合をトップギアからシフトダウンさせる必要があります。その場合にも三つ頼まれ事があったら一つ断る勇気を持つことをアドバイスします。進学に当たっては、学力はもちろん、部活や生徒会活動も内申書に響くため、好きでもない生徒会や委員会活動で時間と労力をとられることも稀ではありません。生徒会の副会長をしていた女子中学生は、部活や学校の活動の他に、さまざまなボランティア活動に参加したり、炎天下の〇島平和祭にも学生代表として出席し、その直後にヨレヨレの体になって病院へ来ました。なんとか体力を回復して受験も乗り切り、高校に進学してはじめて中学時代を振り返る余裕がでました。その時、彼女はうるうるした瞳で、「昔の自分を思い出すと、自分のことなのに可哀そう過ぎて涙が出てくる」と話してくれました。

こういった子どもたちに「ガンバレ」はもちろん禁句です。むしろ、「ほどほどにね」と声をかけるようにしています。

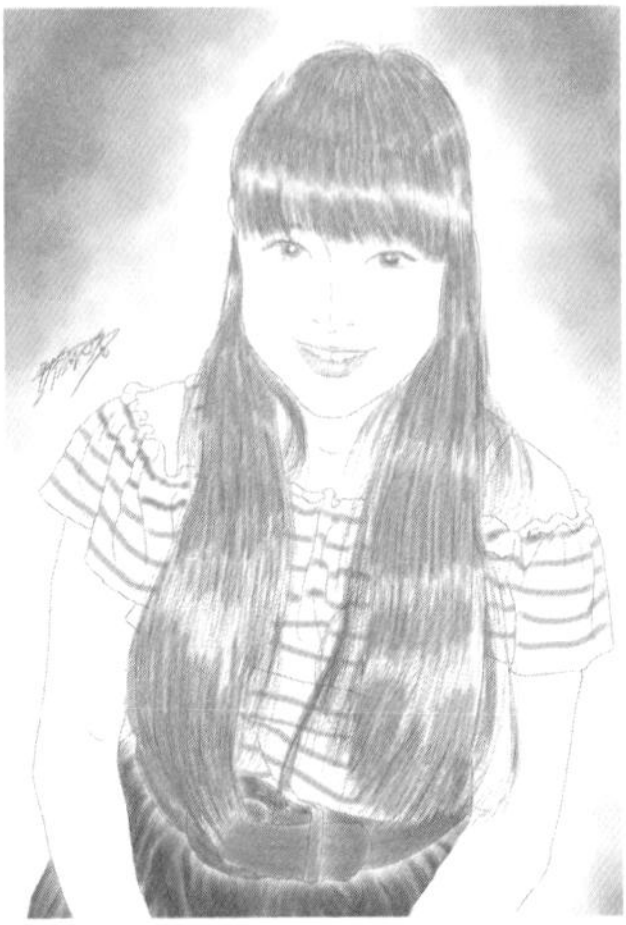

JCOPY 88002-588

2 受験を乗り切る　緊張を取り実力発揮させる漢方薬

生真面目な受験生に柴胡《さいこ》加竜骨《かりゅうこつ》牡蛎《ぼれい》湯《とう》⑫

冬が終わる前の受験生には、受験勉強という高い壁が立ちはだかります。誰しも通る道とはいえ、その結果が人生にも影響するので、本人にとって悩みは切実です。そして、普段からまじめに地道に努力しているのに、本番になると実力が発揮できずに悔しい思いをするという人が一定の割合で存在します。しかし、そうした人にも漢方薬を使うことにより、救いの手を差し伸べることができます。一四歳の男子中学生（症例二九）は、下痢と腹痛のため一月に受診しました。もともとお腹が弱く、ラーメン、焼き肉、カレーライスを食べると下痢になります。それどころか、野球の試合前、模試など緊張すると必ず腹痛と下痢に襲われます。血液検査も正常で、便潜血も陰性のため、前述の柴胡《さいこ》桂枝湯《けいしとう》⑩一日二包、朝夕食前で投与し、二週間後には腹痛も下痢もほとんどなくなりました。それ以外の症状として、以前から寝つきが悪かったのも改善し、しかも「たびたび夜中に叫び声を上げて目覚めていたのがまったくなくなった」と思わぬ効果を報告してくれました。しかし、これからいよいよ受験に向かうということで、当日の腹痛や下痢を心配していました。そのことを考えるだけでお腹がうずくと言います。そこで、当日の頓服として柴胡加竜骨牡蛎湯《さいこかりゅうこつぼれいとう》⑫を処方し、まず、模試の前に試してみるように伝えました。実際に模試を終え、腹痛も下痢もないことを確認し、本番の入試に向かいました。結果は、めでたく合格となり高校へ進学しました。

女子の受験には女神散《にょしんさん》67

一方、一七歳の女子高生（症例三〇）は、手足の冷えと手汗、ニキビの主訴で一二月に受診しました。腹直筋の緊張が強く、お臍の周囲に抵抗を感じ、手足も冷えていたため、瘀血《おけつ》の改善を目的に当帰芍薬散《とうきしゃくやくさん》㉓一日二包、朝夕食前を始めました。一月の再診時、冷えやニキビは著明に改善し、喜んでもらえたのですが、二月上旬に高校入試があり、心配が絶えないと愚痴っていました。そこで、緊張をとる薬として、女神散《にょしんさん》67一包を屯用で処方しました。試験前はもちろん、試験のことが心配で考えが煮詰まった時に飲めばすっきりするからとお話ししました。一ヵ月後、満面の笑みの彼女が合格報告を持ってきたのはいうまでもありません。さらに症状の強い女子高生は、定期試験の時も腹痛と下痢が起こり、答えがわかっていたのにお腹が痛くて途中退席してしまったと、悔し涙を流しながら話してくれました。この女生徒も、女神散《にょしんさん》67屯用で看護大学に合格し、現在は総合病院で看護師になっています。

神経過敏に柴胡加竜骨牡蛎湯《さいこかりゅうこつぼれいとう》⑫

柴胡加竜骨牡蛎湯《さいこかりゅうこつぼれいとう》⑫は、代表的な柴胡剤《さいこざい》のひとつで、体力的には平均よりは少し強いタイプに多く使われます。腹診に自信があれば強めの胸脇苦満《きょうきょうくまん》とお臍の上に大動脈の拍動を触れる臍《さい》上悸《じょうき》、脈診に自信があれば、弦脈《げんみゃく》を確認していただければより確実な投与ができます。伊藤隆先生は、「気鬱《きうつ》と気《き》逆《ぎゃく》が認められる病態。特徴は神経過敏である。少しの物音でも驚きやすく、例えば水道の蛇口からポトンポトンと垂れる水音だけで気になって眠りにつけない。あるいは怖い夢、追いかけられるような夢をよく見る」と解説されています。東洋医学では、正常の場合、気は上から下へ流れると考えますが、流れが詰まって滞るとその部分に違和感や熱、痛みが生じ、これを気《き》鬱《うつ》といいます。一方、気が下から上へ逆流すると顔のほてりや動悸が起こり、これを気《き》逆《ぎゃく》といいます。山本巌先生は、柴胡加竜骨牡蛎湯《さいこかりゅうこつぼれいとう》⑫について「鎮驚・鎮静薬として不眠・煩驚《はんきょう》と心悸亢進の神経症状に用いる。几帳面で真面目な人が眠れなくなったときによく効く。相当に丈夫な人がバリバリ働いていて、とんでもないハイペースで仕事をこなす。尋常でない馬力であれもこれも仕事をこなす」「本音と建前の使い分けが苦手でできない。物事に熱心で几帳面な人でもある」「不眠に悩まされて恐い夢をみて飛び起きたり、イライラ怒りっぽくなる。そのうちに不安、イライラ、不眠、心悸亢進などが出てくる。動悸がしたり、物音に敏感になり驚きやすくなる。血圧が高くなったりする。…コトンと物音がするとドキンとびっくりする。驚くと心悸亢進して止まらず、冷汗が出る、手足が震える、呼吸が速くなる。エレベーターや電車に一人で乗れない、高い所がダメ、などの強迫的な症状が出る人もいる」と述べられています。この中で「煩驚《はんきょう》」とは、「音などの刺激に対して、びっくり、どっきりしやすい過敏な状態」を指します。子どもに置き換えれば、勉強もバリバリこなし、部活ではキャプテン、生徒会活動でも幹部といったタイプでしょうか。ちびまる子ちゃんにでてくるマルオ君を思い浮かべてみてください。

柴胡加竜骨牡蛎湯《さいこかりゅうこつぼれいとう》⑫の慢性ストレスに対する効果

柴胡加竜骨牡蛎湯《さいこかりゅうこつぼれいとう》⑫の抗ストレス作用に関して、興味深い研究があります。国立長寿医療センター研究所の溝口和臣先生は、ラットを用いた実験で、慢性ストレス負荷により、うつ症状をきたすモデルを製作し、うつの原因と柴胡加竜骨牡蛎湯《さいこかりゅうこつぼれいとう》⑫の改善効果を明らかにしました。まず、慢性ストレスは前頭前野のグルココルチコイド受容体の機能低下を招き、視床下部-下垂体-副腎皮質系の機能障害を惹起することが判明しました。さらに、このグルココルチコイド受容体の機能低下は、前頭前野のセロトニンおよびドーパミン作動性神経の機能低下に基づく抑うつ状態の原因にもなることが示唆されました。この状態で、柴胡加竜骨牡蛎湯《さいこかりゅうこつぼれいとう》⑫、抗うつ剤を投与すると、抗うつ剤はその作用機序に従い、セロトニンまたはドーパミンの上昇を介してうつ症状を改善していました。一方、柴胡加竜骨牡蛎湯《さいこかりゅうこつぼれいとう》⑫の投与により、前頭前野のグルココルチコイド受容体の機能改善、視床下部-下垂体-副腎皮質系の機能の正常化、さらにセロトニンおよびドーパミン作動性神経の機能の上昇がみられ、その結果うつ症状を改善していました(図25)。西洋薬が、ある一点を強力に治療するのに比べ、漢方薬は広く浅く、障害された機能の正常化を目指すという良い例ではないかと思います。

女子中高生の強い味方女神散《にょしんさん》67

受験に向かい体調を崩すのは、男子より女子が多いという印象を私は持っています。そもそも、高校や大学時代を思い返しても、試験前にしっかり準備しているのは女子の同級生で、試験前のヤマを教えてもらったり、ノートを見せてもらったり、追試の時に面倒を見てもらったりした記憶を数え上げると枚挙にいとまがありません。女子のほうがそれだけ真剣に試験に取り組むから体調も崩しやすくなるのだと私は勝手に納得しています。今回、カルテを網羅的に検索し、受験に備える意味で、柴胡加竜骨牡蛎湯《さいこかりゅうこつぼれいとう》⑫を処方した男子は六年間で二名しかいなかったのに、同じく女神散《にょしんさん》67を投与した女子は一〇倍以上いました。女神散《にょしんさん》67の効果を体験者から聞くと「面接試験で気持ちが落ち着いて話すことができた」、「緊張しても手が震えなかった」など狙い通りの効果が出ています。最近では応用編として、楽器の演奏時の手の震えを抑えるためにも処方しています。具体的な楽器名は、フルート、

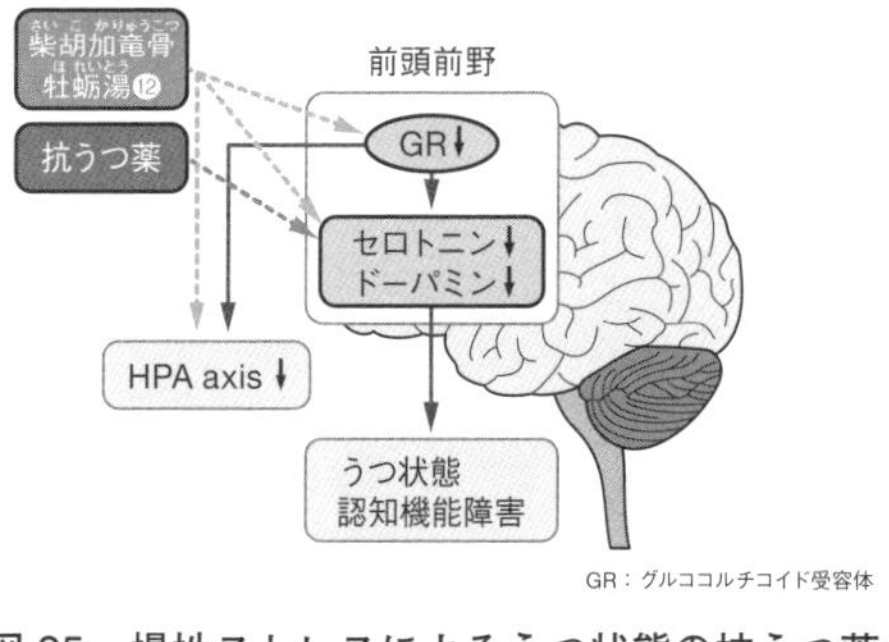

図25　慢性ストレスによるうつ状態の抗うつ薬・柴胡加竜骨牡蛎湯《さいこかりゅうこつぼれいとう》⑫による症状改善機序

（溝口和臣：柴胡加竜骨牡蛎湯の抗うつ作用．漢方スクエア47号（2007.10.5）一部改訂）

サキソフォン、ピアノなどです。発表会やコンクールで重宝されているようです。変わった使い道として、弓道部の選手が、「あの薬飲んでくと成績が全然違う」といって喜んでくれました。

戦場で使われた女神散《にょしんさん》67

歴史上、女神散《にょしんさん》67は安栄湯《あんえいとう》と呼ばれ、戦場で深手を負って興奮状態になった戦士を鎮める薬でした。緊急に使う必要があるため、薬瓶《やくびん》で煮詰める時間を省き、布のバッグに入れて振りだして使いました。つまり、今のティーバッグと同じ使い方です。戦場で即効性があったので、頻繁に使われたようです。さらに応用が進み、戦場へ出る前の武者奮いを抑えたり、敵前逃亡の予防にも使ったようです。事実確認はとれていませんが、神風特攻隊が女神散《にょしんさん》67を飲んでから出陣したという話も聞いたことがあります。そんな薬がなぜ、女神散《にょしんさん》67という名前になったのでしょうか？　それは、江戸時代の浅田家の医師が、平和な時代になって軍医としては暇を出された後、「刀の傷も、お産の傷も同じ」と言う視点で、産後のパニックに使ったらよく効いたことから、女神散《にょしんさん》67と名付けたそうです。同じ薬が時代とともに思わぬ使われ方をするのですが、現在の受験も一つの戦争ですから、女神散《にょしんさん》67は受験生にも使えるのではないでしょうか。女神散《にょしんさん》67の典型的なタイプとしては、緊張すると頭に血が上って火照る人に対して有効です。また、現在では保険上は婦人薬の適応しかないので、残念ながら男子には処方できません。

JCOPY 88002-588

落ち着いて実力が発揮できる薬

子どもの受験で天神さまにお参りに行った時、「神様の力だけで受かるわけではありません」と宮司さんから釘を刺されました。私も受験生に柴《さい》胡《こ》加《か》竜骨《りゅうこつ》牡《ぼ》蛎湯《れいとう》⑫や女神散《にょしんさん》㊲を処方するときに、「落ち着いて実力が発揮できる薬を出しておくからね。後は実力さえつければ大丈夫だよ」と言い含めるようにしています。「本当に大丈夫なの？」と懐疑的な女子には、処方箋を見せながら「ほら、〝女神〟ってかいてあるでしょ。きっと勝利の女神がついていてくれるよ」と励ましています。映画スターウォーズシリーズの決め台詞である「May the Force be with you」みたいな感じです。

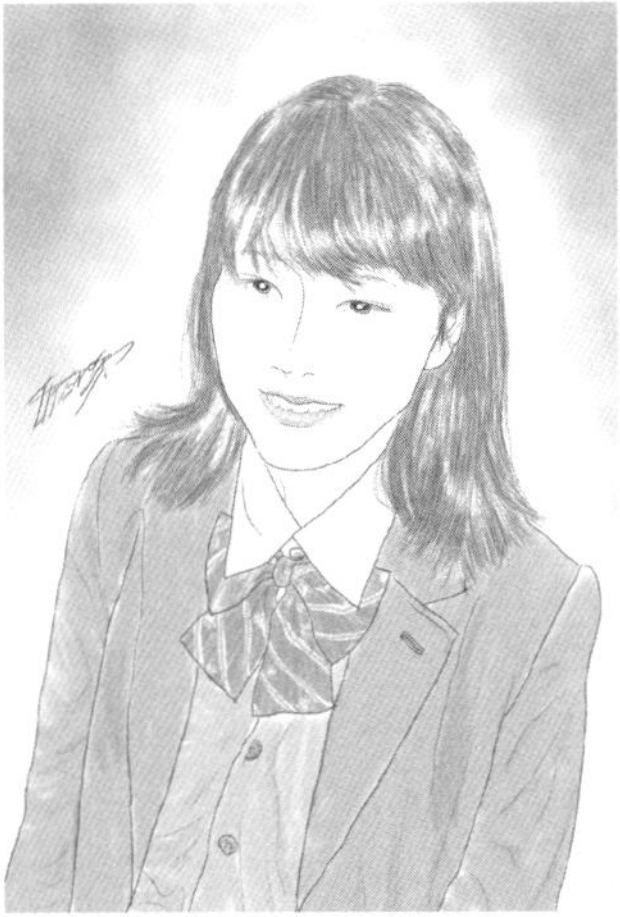

3 風邪なんてへっちゃら インフルエンザに効果的な漢方薬

忍び込む風邪

冬になって気温も下がり乾燥も進むと、子どもは、頻繁に風邪をひきます。特に保育所など最初の集団生活に入った時はなおさらです。これは、風邪のウイルスに対する獲得免疫が弱いせいだと考えられます。つまり、子どもは、自然免疫によって風邪を治しているわけです。自然免疫を活性化させる漢方薬を、子どもの風邪の治療に使うのは理にかなっていると思われます。漢方の病因論の中で、風邪《ふうじゃ》、寒邪《かんじゃ》、暑邪《しょじゃ》、湿邪《しつじゃ》、燥邪《そうじゃ》、火邪《かじゃ》の六つが六淫《ろくいん》と呼ばれる病気をもたらす外的要因として挙げられています。特に風邪は「目に見えない伝搬性の病因」というのですから、まさにウイルスのことをいっているとしか思えません。電子顕微鏡も光学顕微鏡すら持たない数千年前の人々が緻密な観察によって定義した風邪の本質が、近年の科学技術の発達によって、ようやく証明できるようになったといえます。

ノイラミニダーゼ阻害剤はウイルスを消さない

JCOPY 88002-588

タミフルに代表されるノイラミニダーゼ阻害剤の登場は、インフルエンザ治療を根本から変えました。しかし、その作用機序をみると、感染し細胞内で増殖したウイルスが細胞表面から分離拡散していく段階を抑えているだけです。つまり、ウイルスの拡散を防ぐだけで、一旦増殖したウイルスを除去する力はありません。インフルエンザが治るのは、宿主である人間が本来持っている自然免疫と獲得免疫のおかげです。漢方薬は、主に自然免疫の発動を早め、強化する作用をもっています。また、回復期の過剰な免疫の暴走を抑え、組織障害を最小限にとどめることにより、肺炎などの続発症を予防する工夫もされています。

傷寒論はガイドラインのはじまり

近年はＥＢＭが大前提とされ、実行のためのツールとしてガイドラインがまさに百花繚乱の状況です。それも同じ疾患、症候に対して複数の学会が異なる内容でガイドラインを発表してくれるので、臨床家としてはますます混乱することも稀ではありません。しかも、改訂が頻繁に行われ、それまで常識だった治療が、新しい知見をもとに全否定されたりしますので、我々のような下々の医師たちは右往左往するばかりです。インフルエンザは、そうしたガイドライン乱立の良い例だと思います。一方、漢方界では二〇〇〇年前の後漢時代に張仲景《ちょうちゅうけい》が編纂した傷寒論が絶対的ガイドラインとして今日まで君臨しています。その処方の多くは、現在でも大きな変更なしに存在しています。現代の抗ウイルス薬が、発売後数年で耐性化の問題が生じていることと比べると、数千年使い続けられる薬の存在は驚異的です。しかも、現代のガイドラインの多くは、模範的な治療を羅列するだけで、経過の個体差はほぼ無視されていますが、傷寒論の中では、さまざまな経過や治療の間違いからのリカバリーまで、実に痒いところに手が届く親切な解説が書かれています。この傷寒論の治療方針を東北大学の岩崎鋼先生は、次のようにまとめています。

①風邪の病態に対し、これまで西洋医学では症状を抑えるという発想だけで対応してきた。

②漢方では風邪を初期、中期、極期、晩期などの六段階に分け、各時期の病態を正確に抽出し、それに基づくステージングを行う。

③しかもそのステージングにその人の本来持っている素質とその時点での病態、この両者のバランスを追加していく。こういう精緻な観察を確立している。

そして、「風邪、インフルエンザに関しては、漢方医学のほうが西洋医学より〝一日の長〟どころか、〝二〇〇〇年の長〟がある」と断言されています。

この傷寒論の中から、太陽病《たいようびょう》期（急性期）の代表的処方である麻黄湯《まおうとう》㉗と麻黄附子細辛湯《まおうぶしさいしんとう》(127)についてお話ししたいと思います。

丈夫な子どものインフルエンザに麻黄湯《まおうとう》㉗

ある年、春分の日の朝に一三歳の男子中学生（症例三二）が休日救急外来を受診しました。前夜から三七度台の発熱が続き、水分は摂取可能で排尿も普通にありましたが食欲が低下してお

JCOPY 88002-588

り、咽頭痛と鼻水が多いという訴えでした。診察上は、胸部雑音はなく、咽頭発赤が著明です。鼻腔からのインフルエンザ抗原検査では、インフルエンザBが陽性でした。治療は、抗インフルエンザ薬であるラニナミビル二本を一日吸入と麻黄湯《まおうとう》㉗一日三包、朝昼夕食前、三日間です。これは、三日間続けるということではなく、汗が出て熱が下がったら中止という意味です。この症例は、実際二日後の朝には解熱していました。麻黄湯《まおうとう》㉗を必要以上に内服すると汗が出続け、〝脱汗《だっかん》〟といわれる汗の出し過ぎによる脱水状態を引き起こしかねませんので注意が必要です。

インフルエンザに麻黄湯《まおうとう》㉗は間違い？

インフルエンザも含めた風邪の漢方治療の詳細に関しては、千葉大学の巽《たつみ》浩一郎先生が中心となってまとめられた「呼吸器疾患漢方治療のてびき」に記載されていますので、急性期の風邪の処方チャートをみていただければ、初心者でも正確な処方ができます。特にインフルエンザでは、もともと健康な人なら麻黄湯《まおうとう》㉗を処方することが多いかと思います。インフルエンザに対する漢方処方として、麻黄湯《まおうとう》㉗は有名ですが、知名度に反して具体的な投与方法が熟知されているとは言いかねます。特に、麻黄湯《まおうとう》㉗はあくまでも発病初期の薬なので、発熱後から市販薬を飲んでいて、数日過ぎて受診する患者さんには適応がありません。また、体質的に虚証《きょしょう》向けの薬でもありません。日本東洋医学会健康保険担当委員会から、「インフルエンザに対する麻黄湯《まおうとう》㉗使用上の注意」が出されています。その中では、「麻黄湯《まおうとう》㉗の主薬である麻黄《まおう》にはエフェドリン類が含まれており、交感神経刺激作用がありますので、その薬理作用を十分に承知の上、証に随って適性に使用して下さい。高血圧、虚血性心疾患、緑内障、前立腺肥大症を有する患者には特に注意が必要です」、「麻黄湯《まおうとう》㉗は平素から体力があり、発熱しても汗が出ない患者さんが適応となる方剤です。虚弱な患者さんや長期の不必要な連用では脱汗《だっかん》（過度の発汗によるショック状態）を来す危険性があります。患者さんの病態に応じて、他の処方（麻黄附子細辛湯《まおうぶしさいしんとう》127、桂麻各半湯《けいまかくはんとう》、葛《かっ》根湯《こんとう》❶、桂枝湯《けいしとう》㊺、真武湯《しんぶとう》㉚）などを適切に選択することを日本東洋医学会として要請します」と注意を喚起しています。それ以前から、大久保眞一先生はその著書の中で、「麻黄湯《まおうとう》㉗の誤った処方」として、次の三点を挙げています。

①太陽病《たいようびょう》期の全例に処方→実証《じっしょう》のみ（著者追記）

②どの病期にも処方→太陽病《たいようびょう》期のみ（同）

③長期間（三～七日間）の処方→汗が出たら中止（同）

こうした戒めさえ守っていれば、麻黄湯《まおうとう》㉗はインフルエンザの治療薬として、十分な効果を発揮します。自衛隊仙台病院小児科窪智宏先生の臨床研究をご紹介します。三八度以上の発熱を含むインフルエンザ様症状を呈した外来患者六〇例（五ヵ月～一三歳）をウイルス分離およびRT-PCRの結果から、インフルエンザ感染を確定し、①麻黄湯《まおうとう》㉗群一七例、②オセルタミビル群一八例、③麻黄湯《まおうとう》㉗＋オセルタミビル併用群一四例の三群に振り分けました。その結果、麻黄《まおう》湯《とう》㉗単独群＜麻黄湯《まおうとう》㉗＋オセルタミビル群＜オセルタミビル単独群の順に解熱が有意に早かったのです（図26）。

JCOPY 88002-588

ところで、それほど漢方薬が効くなら、なぜ抗インフルエンザウイルス薬を併用するのか疑問に思った読者もいるのではないでしょうか。その理由に関して、いわゆる新型インフルエンザ、つまり現在のpdm2009ウイルスが猛威をふるっていたころ書かれた文献から引用します。「インフルエンザ治療における、国民の漢方薬に対する信頼感は、抗ウイルス剤に対して必ずしも勝っているとはいえない現状がある。こうした中、漢方単独治療に拘って、運悪く重症例や死亡例に引き当たった場合、抗ウイルス剤を使わなかった事を咎められたら充分な反論はできないであろうと予想される」という気の小さい小児科医が保身に走った末の結論が書かれています。引用元は、「漢方と最新治療」という雑誌に二〇一〇年に掲載された私の論文です。

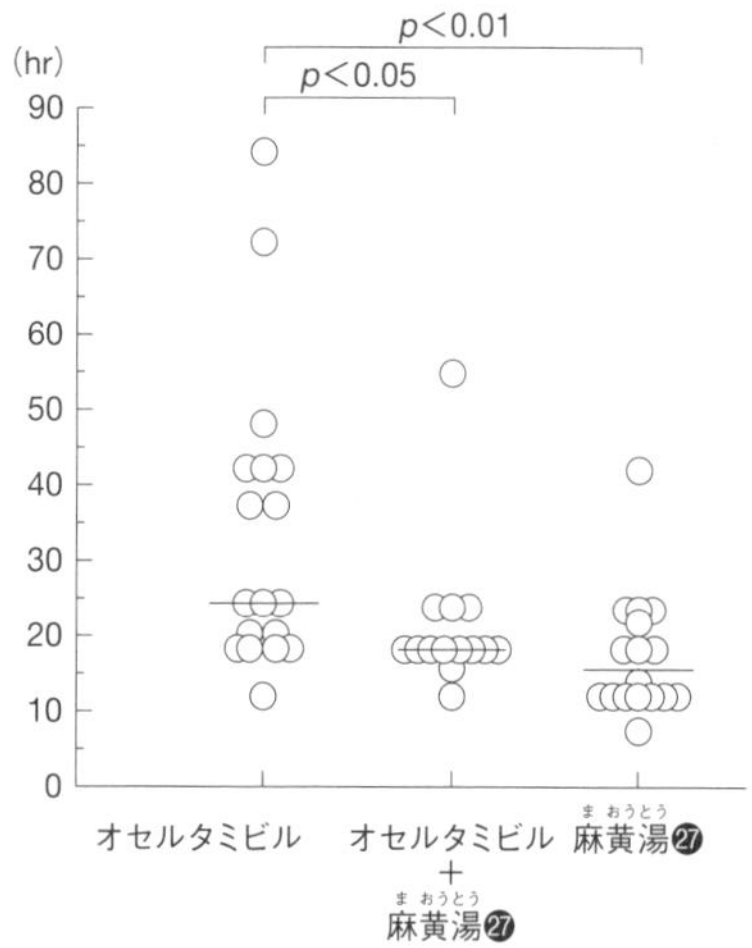

図26　麻黄湯《まおうとう》㉗、オセルタミビルによるインフルエンザの解熱時間

(Kubo T, et al.：Antipyretic effect of Mao-to, a Japanese herbal medicine, for treatment of type A influenza infection in children. Phytomedicine 14：100, 2007より引用)

後医は名医

夜間救急外来を担当していて、インフルエンザの患者さんを診察し、抗インフルエンザウイルス薬を処方することは、臨床医であれば誰でも経験があると思います。さらに、前夜に夜間救急外来で抗インフルエンザウイルス薬を処方されたのに、熱が下がらないと言って、次の夜も救急外来を受診する患者さんも少なからずお見えになります。それは、薬の作用機序を考えれば当たり前のことで、ウイルスの増殖を止めているうちに、自然免疫が活動するまで一日以上を要するからです。実際、オセルタミビルを投与した患者さんでは、発熱後一～三日で治療を開始すると、どのタイミングであっても投与開始後平均一・七日後に解熱することがわかっています。連夜に渡り夜間救急外来を受診する患者さんに対し、抗インフルエンザウイルス薬の作用機序と平均解熱期間を懇切丁寧に解説して、お引き取りいただくのが正統派の対応だと思います。しかし、ひねくれものの私は、「ここだけの話ですが、いい漢方薬があるんですよ。これを飲めば明日の午後には熱が下がりますよ」と麻黄湯《まおうとう》㉗なり、麻黄附子細辛湯《まおうぶしさいしんとう》127なり漢方薬を一日分だけ出します。後日、お会いできた患者さんに確認すると、「おかげさまで、翌朝には熱が下がりました。いい薬を出してもらってありがとうございました」と一様に感謝してもらえます。しかし、冷静に考えてみると、抗インフルエンザウイルス薬が一日半経過して効いたのか、漢方薬で翌朝に解熱したのかは厳密には区別できません。しかし、患者さんにとっては、「ここだけの話…」で処方された漢方薬のほうがありがたく感じられるのだと想像します。いっそ、「旦那サン、社長サン、〇国三千年秘密ノ薬アルヨ。安クシトクカラ買ッテヨ」などと謎の〇国人を装って病院の帰り道で売り付けたいくらいです。

受験生と医師の風邪に麻黄附子細辛湯《まおうぶしさいしんとう》127

JCOPY 88002-588

夜間救急外来の診療をしていて、インフルエンザが判明した受験生に「明日試験だから何とかしてくれ」と言われて困った経験はありませんか。私は幾度となくあります。それどころか、自分自身が医学部受験の前日に高熱を出し、熱があがったまま筆記試験を受け、続く面接試験の会場が五階にあったため、手すりにすがり息を切らしながら階段をのぼった苦しい経験があります。このような時、本来なら診断書を提出し、後日の予備試験を受けるのが正当な手段でしょうが、点数的にかなりのハンデが付くことも予想されます。それを考慮し、せめて同日に別室で試験を受けたいと願う受験生もいます。その場合、いくら抗インフルエンザウイルス薬を使っても、解熱するのは一日半後ですから、高熱の中で試験を受けるという逆風は避けられません。そうしたケースでの対応として、私は麻黄附子細辛湯《まおうぶしさいしんとう》127を処方します。麻黄剤《まおうざい》の使用によって、運が良ければ翌朝発汗とともに解熱しますし、熱があっても体のだるさや関節痛は見違えるように改善しています。さらに、試験で一番大切な思考力に関しても、麻黄《まおう》中のエフェドリンが覚醒作用を発揮してくれる期待が持てます。リレンザやタミフルが発売される以前から、受験生の高熱やインフルエンザに麻黄附子細辛湯《まおうぶしさいしんとう》127を処方してきた私の経験を思い起こしてみると、不合格だったという例はまったくありません。

一方、シフトの厳しい病院で働いていた時に、ある病棟の師長さんから、「池野先生。私、寒気がして熱が出てきたみたいなんだけど、今夜の夜勤をどうしてもやらなきゃならないの。何かいい薬ちょうだい」と頼まれました。インフルエンザの流行期であり、抗インフルエンザウイルス薬も抗原検査もない時代のことです。「それなら働けるように薬を出すけど、本当に休まなくていいんだね」と念を押してから処方したのが、やはり麻黄附子細辛湯《まおうぶしさいしんとう》127でした。翌朝、病棟で彼女と顔を合わせると「先生、あの薬飲んでからすぐに楽になって、夜もしっかり働けたから。熱も下がったみたいだし、仕事終わったら買い物して帰るね」と晴れ晴れとした様子でした。現在の医療機関では、感染急性期の勤務などトンデモないことでしょうが、過去のブラックな病院では、過酷なシフトを維持する悪魔の薬として、麻黄附子細辛湯《まおうぶしさいしんとう》127は大いに貢献していたのです。

インフルエンザ抗原は陰性だけど

近年、日本でのインフルエンザ診療は、「高熱が出たら病院を受診し、インフルエンザ抗原陽性なら抗インフルエンザウイルス薬をもらうものだ」と信じ込んでいる国民が多数派でしょう。中には、「熱はないけれど家族にインフルエンザが出たので、病院で検査して来いと会社で言われた」という親御さんも来院します。日本人の検査信仰は異常で、検査が陽性ならインフルエンザ、陰性ならインフルエンザでないと白黒割り切れるものだと妄信しています。これは、聞きかじりの知識を大げさに広めるマスコミとともに、発熱者全員に、ろくろく診察もせず抗原検査だけして、投薬の種類を決めるという一部の悪質な医療機関にも罪があります。抗原検査ができなかった時代は、我々、古株の小児科医は、患者さんが診察室に入った瞬間からインフルエンザの診断ができることが要求されました。そうでなくても、状況証拠、例えば「今日から学級閉鎖になった」とか、「数日前に家族でインフルエンザが出た」とか感染機会が濃厚で高熱がでている患者さんに、「あなたはインフルエンザではありません」と言い切る自信は私にはありません。そのような場合、敢えて抗原検査をせずに、インフルエンザの診断を下すことが多いのですが、中には、「学校へ報告するからどうしても検査しろ」とか「A型かB型か知りたい」と検査を要求する親御さんも少なからずみえます。さらに、検査結果が陰性だと、「感染初期にはウイルス量が少なくて偽陰性になる」と説明しても「検査が陰性なのに何でインフルエンザなのか」と納得してくれません。そうした方々と、いくらお話しをしても時間の無駄なので、「インフルエンザでも感冒でもどちらにも有効な薬」として、麻黄附子細辛湯《まおうぶしさいしんとう》127を提案すると大概は納得してもらえます。実際の症例をお話しします。一四歳の女子中学生（症例三二）が、インフルエンザの流行期の火曜日に三七度台の微熱と、全身倦怠感、頭痛、関節痛で受診しました。先週の木曜日までインフルエンザによる学級閉鎖で、金曜日と月曜日は登校しました。週末には、県外で運動部の試合があり、それには是非参加したいと言います。インフルエンザワクチンを接種しているためか、高熱はありませんが目つきもトロンとしており、学級閉鎖開けというタイミングからも感染の可能性は大いにあります。しかし、試合に出たいということもあり、インフルエンザ抗原検査を希望され、案の定陰性でした。そこで、麻黄附子細辛湯《まおうぶしさいしんとう》127のカプセル製剤を四カプセル／日、朝夕食前投与し、高熱が続けば翌日受診としました。後日聞いたお話しでは、翌日の午後には解熱し、試合も参加したそうです。翌日あまりに早く症状が改善したので、「やっぱりインフルエンザではない」と思ったそうです。同じシーズンに再びインフルエンザ様の症状で受診し、やはり検査も陰性だったのですが、ご自分で漢方薬を希望されました。

体力がない人の風邪に麻黄附子細辛湯《まおうぶしさいしんとう》127

麻黄附子細辛湯《まおうぶしさいしんとう》127は、使用目標として、「比較的体力の低下した人の悪寒《おかん》を伴う高熱（微熱）」「虚弱者の感冒、気管支炎」という記載があり、普段健康な人は適応にならないような印象があります。特に、受験生は青春まっさかりで、決して虚弱者にはみえません。逆に受験生が風邪をひくのは、無理な受験勉強がたたって、体力も気力も消耗している時だといえます。一方、医療関係者は職業柄、日々感染症に晒されているので、獲得免疫が強化されており、めったなことでは風邪をひきません。同じく、医療関係者が風邪をひくのは、仕事が立て込んで無理を重ねた時です。いずれも、普段体力があっても一時的に体力を消耗した結果、風邪をひいているので麻黄附子細《まおうぶしさい》辛湯《しんとう》127が有効なのでしょう。ここで、漢方の知識がある人は、「麻黄附子細辛湯《まおうぶしさいしんとう》127は少陰病《しょういんびょう》の処方じゃないの」と専門的な突っ込みをいれるかもしれません。少陰病《しょういんびょう》とは病気のステージを六段階に分け、病気の原因としての病邪《びょうじゃ》が表面から裏側へ進入してしまった慢性期を指します。インフルエンザの発熱時は、本来太陽病《たいようびょう》期であり、麻黄湯《まおうとう》27や葛根湯《かっこんとう》1が適応となります。山本巌先生が、著書の中で述べていますが、「正気《せいき》の落ちている人は、太陽病《たいようびょう》で発病してもすぐに少陰《しょういん》病《びょう》に落ちる」という場合があります。ストレスが多い受験生や忙しい医療関係者は、正気《せいき》を消耗しており、まさにこのパターンに当てはまると思います。

麻黄附子細辛湯《まおうぶしさいしんとう》127が著効を示す患者さんは、そもそも無理を重ねて体力を消耗しています。

せっかく急性期症状が早くおさまっても、すぐに無理を重ねるのでまた風邪をひいてしまいます。できたら、身も心もゆっくり休めて、体力気力を充実させるのが理想的です。しかし、受験生や医療関係者はそう悠長に休んでもいられません。そこで、「風邪が治ったら体力を上げる薬を続けましょう」と言って、補中益気湯《ほちゅうえっきとう》41や十全大補湯《じゅうぜんたいほとう》48を開始することもあります。

証が合うということ

インフルエンザや感冒の漢方療法は、日常で使う頻度は高いのですが、体質や病期で証を合わせるという点でなかなか奥の深い領域です。特に風邪の初期の太陽病期《たいようびょうき》の治療は、「普通の風邪に葛根湯《かっこんとう》1、インフルエンザに麻黄湯《まおうとう》27」などと簡単にいえるものではありません。

医療関係者の中でも、普段から感染症の患者さんの診療により多くあたっている小児科医は、よほどのことがないとインフルエンザに罹りません。私自身、明らかにインフルエンザだったと思われる病歴は、リレンザやタミフルが発売される以前の記憶しかありません。一月中旬の大雪の日、外来中に突然の高熱と関節痛、激しい寒気に襲われ、インフルエンザであることは自分自身にも周りのスタッフにもすぐにわかりました。しかし、当時有効な治療法はないわけですから、早く自宅へ帰って寝るくらいしかできることはありませんでした。帰り際に、最近「風邪の漢方治療」と題した松田邦夫先生の講演をお聞きしたことを思い出しました。たしかその中で、「インフルエンザには麻黄湯《まおうとう》27が効く」とおっしゃっていた言葉が、頭の中に残っていました。そこで、解熱剤や総合感冒薬と一緒に、麻黄湯《まおうとう》㉗を処方してもらおうとしたのですが、当時勤めていた病院には採用されていませんでした。「マオウブシサイシントウっていう漢方薬ならあるけど」と薬剤師さんに言われ、「名前が似ているからそれでいいんじゃない」と漢字の読み方もろくろくわからない処方をもらって帰りました。雪がさんさんと降り積もる中、とぼとぼと歩く一五分程の家路が果てしなく長く感じられ、息切れで苦しくて立ち止まっては、寒さに耐えきれずまた歩き出すということを何度も繰り返し、「途中で倒れたらこのまま凍死だな」とふと考えたりしました。やっとのことで帰宅し、先ほどの薬を飲んでから布団に包まれると、間もなく春のような温かさが体の芯からじわじわと沸き起こり、イメージとしては、雪を溶かして春の花園が広がっていくような心地よさを感じました。翌朝には、微熱となり、ほぼ三日で完治したのです。実は、この経験こそが私が漢方薬に目を向ける直接のきっかけとなり、こともあろうに漢方の解説書を書くなぞと大それた行為に取り組む原点だったのです。この時、もし、麻黄湯《まおうとう》㉗や葛根湯《かっこんとう》①を飲んでいたら、漢方薬に対する見方は、もっとシビアであったかもしれません。証が合えばまさに人生観が変わるという漢方薬のすばらしさに目覚めた瞬間でした。研修医の先生方や病院のスタッフがインフルエンザに罹った時は、この経験談をお話しして、麻黄附子細辛湯《まおうぶしさいしんとう》(127)を処方しています。ついでに薬の名前を指さして、「麻黄《まおう》はエフェドリン、附子《ぶし》はトリカブトです。覚せい剤と毒薬をあえて使うのだから、効かないはずがないでしょう」と言うと妙に納得してくれます。

4 学校へ行きたい　不登校の原因と治療

学校へ「行けない」のか、「行かない」のかの違い

小児科を受診する主訴として、従来は「発熱」が圧倒的多数でしたが、最近は繰り返す頭痛や腹痛など慢性の身体症状の訴えが増加しています。さらには、朝起きられないとか学校へ行けないとか、ストレートな受診理由も見受けられます。しかし、ここで注意しなくてはいけないことは、学校へ「行けない」のか「行かない」のかの大きな違いです。具体的にいえば、①朝にどうしても起きることができなくて学校へ行けないのか、②朝になると頭やお腹が痛くて学校へ行けないのか、③学校へ行く気がないから起こしても起きないのか、はそれぞれ違います。①に関しては、以前に述べているので、今回は②に関してお話ししたいと思います。つまり、何らかの学校へ行きたくない理由があって、無意識のうちに痛みや機能障害の症状が起こっている場合です。③に関しては、学校へ行かないという選択肢を本人が選んでいるので、原因は学校や社会の問題であり、それに対して病院が口を挟む筋合いはないと私は判断しています。こうした例は男子に多く、ほとんどがベースに発達やキャラクターなどコミュニケーションの障害を抱えているので、その可能性が高ければ専門の科や施設を紹介するようにしています。もちろん、思春期発

症の精神疾患の鑑別は、専門科を通して、しっかり行わなければいけません。茨城の川嶋浩一郎先生は、発達障害の治療にも漢方薬で鋭く切り込んでいらっしゃいますが、普通の小児科医が簡単にまねできるようなスキルではありません。

アルプスの少女ハイジに出てくるクララ

アニメのアルプスの少女ハイジをご存知でしょうか。ハイジのお友達にクララというお金持ちの美少女がでてきます。境遇は主人公のハイジとは真逆で、家族、金銭、教育環境も一見すべてに恵まれているようにみえます。しかし、ただ一つの不幸は、足が悪くて立てないことなのです。劇中でも語られていますが、機能的な原因は特にないのに立てないのです。これは、現代の言葉で表現すると身体表現性障害の一種である転換性障害に相当すると考えられます。身体表現性障害とは、心理的原因により、痛みや機能障害などの身体症状が出現し、その症状のために、日常生活に支障をきたしている状態をいいます。大人と違い幼児から思春期までは身体的にも未完成で精神的にも未熟なことから、心理社会的なストレスをしっかり自覚できないだけでなく、言語として他人へ表現するのが上手くいかないため、異常な行動やさまざまな身体症状になって現れると考えられます。思春期は学業や部活動、人間関係などストレスが増加し、特に男性よりも女性にこうした症状を訴える患者さんが増えます。転換性障害は身体表現性障害の中の一つで、昔はヒステリーと一般にいわれていました。具体的には、運動麻痺や痛みのために、立てない、歩

JCOPY 88002-588

けない、手が動かない、声が出ない場合や、聴覚障害、視力障害などです。感覚障害といっても、特定の場面で、例えば聴力は正常なのに先生の話が聞き取れない、視力は問題ないのに一番前の席でも黒板の字が読めないといった訴えも実際にあります。また、偽けいれんなどもこれに含まれます。私の愛読書である源氏物語の中にも、身体表現性障害と思われる女性が何人も登場しますし、現代のやんごとなき方々の中にも同様の症状が出現しているのはご存知のとおりです。

高熱が二週間続く

ある真夜中、当直をしていた研修医から、切羽詰まった声で電話がありました。「二週間前から三八度の熱が続いてます。今夜は四〇度です」「昨夜から二〇回吐いています」と焦りまくっている様子がうかがえます。まずは、研修医にあわてないように言い含め、重篤な疾患がないかを確認しました。「年齢、性別は？」「一一歳女性（症例三三）です」、「意識は？」「普通に会話できます」、「脱水は？」「ありません」、「腹痛、下痢は？」「ありません」、「筋性防御と反跳痛は？」「ありません」と髄膜炎や急性腹症は否定的です。しかも後から確認すると、当院へは初診で、受診時間が午前一時でした。この受診タイミングをみるだけで、タダものでないことはわかります。

経過を詳しく聞くと、小学校三年の夏休み明けに現在の小学校へ転校した後、その冬から一～二週間に一回の頻度で三七～三八度の発熱があり、早退を繰り返していたそうです。しかし、学校から帰って、かかりつけ医に行くといつも解熱しており、血液検査も異常はありませんでした。

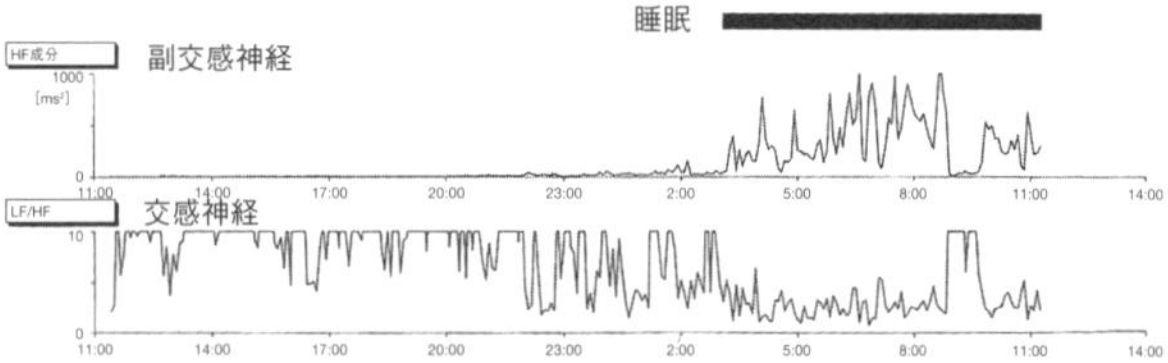

図27　症例33の自律神経バランス検査の結果

睡眠相後退と交感神経の過活動がみられる。

今回は、二週間前から、朝は三七度台、夕方三八度の発熱が続き、来院前夜から、体温が四〇度に上がって、嘔吐も二〇回くらいあったため、救急外来を受診したといいます。身長は一四七センチメートル、体重二九キログラムとやせ型です。診察すると、聴診所見異常なし、咽頭発赤軽度、軽度の胸脇苦満《きょうきょうくまん》、腹直筋攣急《ふくちょっきんれんきゅう》はありますが、筋性防御はなく、圧痛、反跳痛はありません。四肢冷感は強く、手掌にはびっしょりと冷たい汗をかいています。脈は、数脈《さくみゃく》かつ弦脈《げんみゃく》で交感神経の過活動が疑われます。血液検査では、白血球が一万を若干超えていましたが、CRPは正常で細菌感染は否定的です。後に結果の出た自己抗体は陰性、血液培養も陰性でした。発熱症状は自己炎症性疾患に似ていますが、口内炎やリンパ節腫脹の繰り返しなど特徴的随伴症状はありませんでした。

初診時の主訴は、繰り返す発熱だったので、虚弱児の治療として、小建中湯《しょうけんちゅうとう》99一日二包、朝夕食前を処方し、自律神経の活動状態をホルター心電図で調べてみました。すると、副交感神経の活動が午前三時から一一時までと後ろへずれており、睡眠相後退症候群と思われました。同時に、交感神経が一日を通して過活動状態であり、夜間にも交感神経の活動が残っているのがわかりました（**図27**）。一週間後に再診してもらい、様子を聞くと初診翌日からずっと解熱しており、初診五日後から登校して、体育も参加できたといいます。しかし、夜の寝つきが悪く、イライラしたり、泣いたりしているというので、眠前に甘麦大棗湯《かんばくたいそうとう》72一包を追加しました。初診三週間後に母親が、「先生だけに話したいことがあるので…」と本人を待合室にさげ「以前、学習塾で近所の中学生の男の子から性的なイタズラをされた。登校途中にその中学生を見てしまうため、嫌なことを思い出すので、引っ越しして現在の学校へ転校した」というのです。この話を聞くまで、てっきり転校に伴うストレスが原因と考えていたので、ここで治療方針を変え、トラウマに効くといわれる抑《よく》肝散加陳皮半夏《かんさんかちんぴはんげ》83一日二包、朝夕食前と眠前の甘麦大棗湯《かんばくたいそうとう》72としました。その後一ヵ月の間、春休みに入り、発熱はありませんでした。四月に学校が始まって、三七度前後の微熱がときどきあるものの、登校に支障はない状態になりました。この子のように衝撃的な出来事が原因で、難治性の症状に憑りつかれた場合、私は甘麦大棗湯《かんばくたいそうとう》72や抑肝散加陳皮半夏《よくかんさんかちんぴはんげ》83、もしくはその両方をしばしば使います。

頭痛専門クリニックからの紹介

以前からたびたび強調しているように、私は由緒正しき小児科医と自負しているのですが、世間の評価は違うようで、慢性の痛みや訳のわからない症状の患者さんを、総合診療科や整形外科、耳鼻咽喉科、脳外科、はては心療内科から紹介していただいており、日々ありがため…、いえ、ありがたいと感謝しながら診療しております。次に頭痛専門クリニックの脳外科の先生からご紹介いただいた難治性の頭痛の患者さん（症例三四）のお話をします。ちなみにご紹介いただいた先生は、漢方の名門T医科薬科大学のご卒業で、長野県においては知らぬ者のいない漢方の使い手であることを申し添えておきます。その紹介状によりますと、一六歳の女子高生が三ヵ月ほど前から、頭痛が出現し、近所の脳外科で〝片頭痛〟と診断されました。ＭＲＩ、ＭＲＡでは異常なく、NSAIDs、トリプタン製剤、それぞれ数種類投与されましたが、連日の頭痛が改善しません。紹介元のクリニックでも血液検査で異常なく、各種内服薬も効果がないため、心因性の要因を疑われて私の元へやってきたのです。最初の頭痛は、中学卒業前、進学校に高校合格が決まってから始まりました。入学式が済んで、四月には痛みは消えたのですが、五月から後頭部の拍動性の頭痛が再発しました。頭痛は夕方以降に多く、夜間は痛くないといいます。倦怠感が強く、昼間のあくびが多いそうです。夜中の〇時～一時は毎晩スマホを使っており、休日は午前一〇時に起床し、一日中ずっとスマホをいじっていると母親がぼやいていました。最近は、頭痛で学校を休みがちになって、友達と疎遠になっているそうです。そうした話をしている最中から、頭痛に襲われ頭を抱え込んでしまいました。起立試験の問診は、大症状なし、小症状は頭痛と倦怠感がありました。血圧は、負荷前九八／五〇と負荷後九八／五八であまり変化ありません。

診察上では、腹診で腹力は普通、心下痞鞕《しんかひこう》と右優位の胸脇苦満《きょうきょうくまん》があり、脈診では弦脈《げんみゃく》、舌診では舌に白苔《はくたい》がありました。診察からは、ストレスが溜まっており、柴胡剤《さいこざい》が効きそうだったのですが、本人は漢方薬など絶対に飲めないと言い張ります。長時間説得した後、赤ちゃんでも飲める味ということで、甘麦大棗湯《かんばくたいそうとう》72二包を朝夕食前のみ処方しました。二週間後、頭痛はありま

JCOPY 88002-588

すが、夜も寝つきが良くなり、登校も部活参加もできるようになりました。本人も、今の薬のままでよいと希望したので、甘麦大棗湯《かんばくたいそうとう》72をさらに三週間続けました。三週間後、あれほど激しかった頭痛がまったくなくなり、薬も飲み忘れるというので内服終了し、その後まったく再発はありません。

グルテンフリー食は健康に良い？

次は、甘麦大棗湯《かんばくたいそうとう》72が著効した男子高校生（症例三五）です。高校へ入学した四月から、朝起きるのがつらく、一年生の冬に胃腸炎に罹ってから、朝起きられず、動悸、頭痛がひどいため高校を休んでいました。通信制高校に再入学して、現在二年生ですが、夜に寝るのは二二時、朝に起きるのは九時で、一〇時には朝食をとり、一日三回規則正しく食事を食べられます。近医で起立性調節障害と言われ、アドレナリン受容体刺激薬であるエチレフリンを飲んでいましたが、効果がなかったそうです。

診察上は、腹力は普通より強め、腹直筋攣急《ふくちょっきんれんきゅう》もあり、心下痞鞕《しんかひこう》と左右の胸脇苦満《きょうきょうくまん》、臍周囲の違和感がありました。脈は弦脈《げんみゃく》で、舌の白苔《はくたい》、歯痕舌《しこんぜつ》も軽度あり、舌下静脈怒張《ぜっかじょうみゃくどちょう》を認めました。起立試験では、大症状は朝起き不良のみ、小症状は顔色不良、血圧は負荷前一〇四／五〇、負荷後一〇八／五四とむしろ上昇、心拍は七二から八四へと軽度増加していました。ホルター心電図による自律神経バランスをみると、副交感神経は午前〇時から朝九時近くまで低い活動があり、

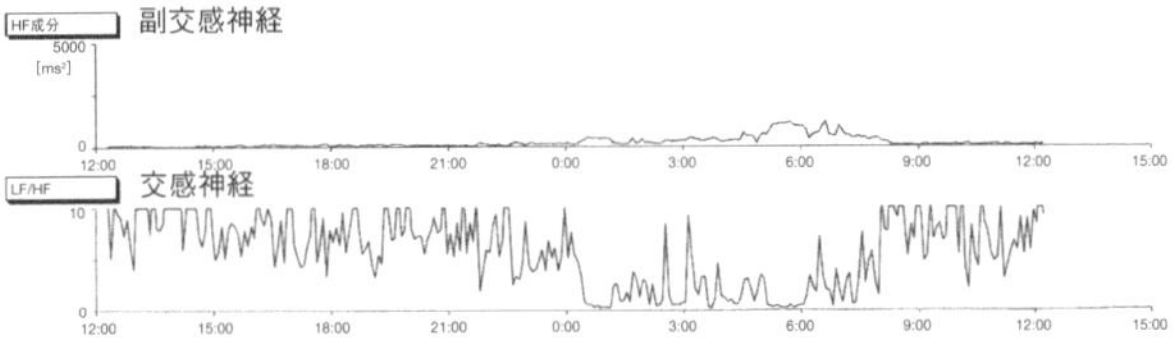

図 28　症例35の自律神経バランス検査の結果

1日を通し自律神経の過活動がみられる。

睡眠覚醒リズム障害はなさそうですが、交感神経が一日中過活動で、深夜も強い活動を繰り返しています（図28）。こんな状態で、交感神経刺激薬を使っても、症状を悪化させるのは目にみえています。

この結果をみて、柴胡剤《さいこざい》の内服をお勧めしたのですが、漢方薬は飲めないとかたくなに拒否するので、「赤ちゃんの夜啼きの薬」だからと説明し、甘麦大棗湯《かんばくたいそうとう》72一包を眠前に一回だけ開始しました。一〇日後に再診すると、「内服できる」「夜は眠れるし、朝は自然に目が覚める」「頭痛も腹痛もない」とおおむね良好な状態でした。何より、眠そうだった目つきが、きりっと引き締まった印象にかわりました。そして、大事な情報として、「中学入学後より、四年間グルテンフリー食を食べていた」というのです。甘麦大棗湯《かんばくたいそうとう》72は、小麦を含むので、「まさか小麦アレルギーだったのか」と、心配しましたが、お母さんが「人からグルテンフリー食は健康に良いと聞いたので、頑張って作っていた」そうです。グルテンは、グルタミンを含む食品ですので、これを除去することで、グルタミンの低下をきたしていたのかもしれません。逆に甘麦大棗湯《かんばくたいそうとう》72は、グルタミンを豊富に含んでいます。「だったら、パンかうどんでも同じじゃないか」という突っ込みに対しては、またお話ししますのでお待ちください。

甘麦大棗湯《かんばくたいそうとう》72の構成生薬

甘麦大棗湯《かんばくたいそうとう》72は、その名のごとく甘草《かんぞう》・小麦《しょうばく》・大棗《だいそう》の三味から成ります。甘草《かんぞう》は、グリチルリチンを豊富に含み、甘みもあることから醤油やお菓子の甘味料としてさまざまな食品に含まれます。小麦《しょうばく》は、パン、うどんをはじめとし、いわゆる粉ものの材料です。大棗《だいそう》は乾燥した棗の実ですから、ドライフルーツといえます。この三種に新鮮な牛乳、卵、砂糖を混ぜて、ベーキングパウダーを少々、お好みのフレバーを加えてオーブンで焼けば、フルーツクッキーにすることも可能です。そんな話をしていたら、「甘麦大棗湯《かんばくたいそうとう》72のエキス顆粒を練って焼いてみたけどクッキーになりませんでした」と文句を言われたことがあります。エキスからは無理でしょうから、材料から作ってください。ともかく、原材料はもともと通常の食品ですから、赤ちゃんや子どもにも安心して与えられますし、味も良好な薬です。

象《かたち》、神霊《しんれい》の作《さ》す所の如く

甘麦大棗湯《かんばくたいそうとう》72の原典は、金匱要略《きんきようりゃく》にあります。引用すると「婦人臓躁《ぞうそう》、喜悲傷《きひしょう》して哭《こく》せんと欲し、象神霊の作《さ》す所の如く、しばしば欠伸《あくび》す」という短い文章です。細かい解釈は、人によって異なると思いますが、大まかな意味は、「女性のヒステリーで、笑ったり、悲しんだり、些細なことで泣き叫び、その姿勢、行動は神か霊が憑いたようで、頻繁に欠伸をする」というように理解できます。婦人の「臓」といえば子宮を指すのが一般的なのだそうです。そういえば、ヒステリーもhystéra（ギリシャ語で子宮）が語源だと聞いたことがあります。注目していただきたいのは、「象神霊の作す所の如く」で、まさに神憑《がか》りや悪霊憑《つ》き、狐憑《つ》きの状態だと思います。若い女性に神が降りるという伝説は、世界史で有名なギリシャのデルフォイの巫女の神託をはじめ、日本の古代史である古事記や日本書紀にもたびたび登場しますし、お城のお姫さまや裕福な商家の娘さんにキツネや犬が憑りつく昔話も日本各地に伝わっています。以前、少女に憑りついた悪魔を退治するエクソシストという恐怖映画が話題になったこともあります。現代の日本でも、ある日を境に、四つん這いで歩き、唸り声をあげ、言葉を話さなくなった小学生の女の子を治療した経験が私にもあります。こうした症状の原因と甘麦大棗湯《かんばくたいそうとう》72の効果に関して、静岡県の中川良隆先生は、「我々は、形態と機能とを分けて考えることを教わったが、生きるということに於て両者を分けることは出来ない。形態あっての機能であり、機能あっての形態である。機能、形態が渾然一体となった存在である。その存在が何等かの原因で食いしばり、夜泣きという臨床表現をして、我々にそれを訴えている」「本方（甘麦大棗湯《かんばくたいそうとう》72）が効を示すのは、甘草《かんぞう》・小麦《しょうばく》・大棗《だいそう》の組合わせの織り成すものと、上記の苦しみを訴えている存在とに、共鳴する何かがあるからではないか」「このように理解しなければ、どうしても説明が出来ない。〝何か〟が何であるかは分からない。例えばモーツアルトの音楽で気持ちが晴れる時、それを〝魂にひびくものがあった〟と表現するが、それと同類の機序ではなかろうか」と解説されています。思春期は、さまざまなストレスに晒されますが、それに対する言語化が未熟で、払いきれないプレッシャーに対して拒否の態度をとることが許されず、どうにもならない閉塞感の末に異常行動をきたしていると考えれば、納得もいきます。

しばしば欠伸《あくび》す

次に金匱要略《きんきようりゃく》の条文の最後の「しばしば欠伸す」をどのように考えれば良いのでしょうか。ひとつには、夜啼きや悪夢で睡眠が浅く、単純に寝不足状態にあるのかもしれません。一方、脳内のドーパミンが増加すると欠伸が多くなることもわかっています（**図29**）。さらにドーパミンのアゴニストであるタリペキソールをマウスに与えると欠伸が誘発されるだけでなく、甘麦大棗湯《かんばくたいそうとう》72を投与することで用量依存的に増えた欠伸を抑制できることを木村博先生が報告されています（**図30**）。つまり、欠伸の増加はドーパミン上昇を示し、甘麦大棗湯《かんばくたいそうとう》72は上昇したドーパミンに抑制的に働いている可能性が考えられるのです。

高ドーパミンと精神症状

ドーパミンの役割は、欠伸だけに留まりません。

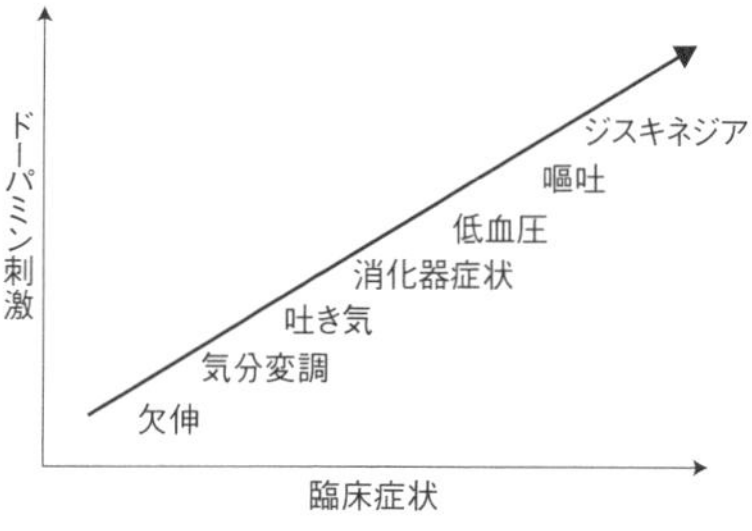

図29　ドーパミン刺激と臨床症状

(Peroutka SJ：Dopamine and migraine. Neurology 49：650-656, 1997より引用)

ドーパミン経路は、五種類知られています。このうち、中脳《ちゅうのう》の腹側被蓋野《ふくそくひがいや》から脳内辺縁系の一部である側座核《そくざかく》に投射する中脳辺縁系（図31-a）は、快感、薬乱用による多幸感、妄想、幻覚などに関与し、中脳腹側被蓋野から大脳皮質に投射する中脳皮質ドーパミン経路（図31-b）は、統合失調症の陽性・陰性症状に関与しています。甘麦大棗湯《かんばくたいそうとう》72の投与目標の症状は、これらの経路の高ドーパミン状態からもたらされているのかもしれません。

中島啓爾先生は、高ドーパミンに対する甘麦大棗湯《かんばくたいそうとう》72の効果に関して、「ストレスなどが負荷されるとドーパミンやノルエピネフィリンが放出されるが、同時にそれが過剰にならないようにセロトニンが放出される」「『低セロトニン、高ドーパミン状態』はさまざまな精神疾患をもたらす。甘麦大棗湯《かんばくたいそうとう》72の条文『喜悲傷欲哭、象如神霊所作　数欠伸』はまさにこの状態をあらわしたものではないだろうか」「今までヒステリーなども考えられているが、ドーパミン仮説で説明できる統合失調症の陽性症状とも言えるのではないか。『数欠伸』と合わせて高ドーパミン状態ではないかと思う。高ドーパミン状態と言っても、その程度により最たるものは統合失調症の陽性症状であり、軽いものがヒステリー、過敏性の存在が示唆される程度のものは片頭痛というよう

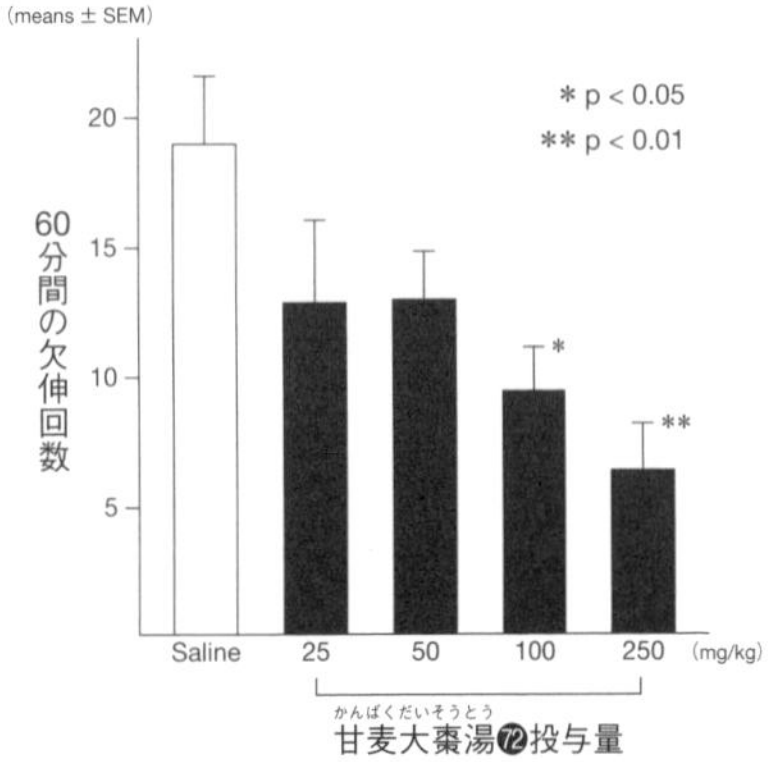

図30　甘麦大棗湯《かんばくたいそうとう》72によるコリン作動性誘発欠伸行動の抑制

（木村　博：ラットにおける甘麦大棗湯のドパミン作動薬誘発あくび行動に対する抑制作用．日本東洋医学雑誌 48：55，1997）

に一連のベクトルにあると思われる」と述べていらっしゃいます。

ドーパミンと甘麦大棗湯《かんばくたいそうとう》72

脳内では、ドーパミン以外にも、セロトニンやグルタミン酸、GABAなどのさまざまな神経伝達物質が、微妙なバランスを保っています（図32）。

ドーパミン神経経路はセロトニン神経経路より抑制を受けており、例えばセロトニンが少なくなると、ドーパミン経路が賦活化されるという関係があります。神経のいわば調節役であるセロトニンは食物由来の必須アミノ酸のトリプトファンから作られます。そして、甘麦大棗湯《かんばくたいそうとう》72の主要成分である小麦《しょうばく》の胚芽部分には一〇〇グラムあたり三四〇ミリグラムと食品の中ではもっとも高濃度のトリプトファンが含まれているのです。甘麦大棗湯《かんばくたいそうとう》72の小麦《しょうばく》は、実の充実した小麦ではなく、水に浮くような胚乳部分の少ない小麦を使うようにわざわざ指示されているのは、トリプトファンを含む胚芽部分が重要であることを昔の人が経験的に知っていたからかもしれません。トリプトファンを豊富に含む浮小麦が、不足しているセロトニンの供給源となっている可能性があります。

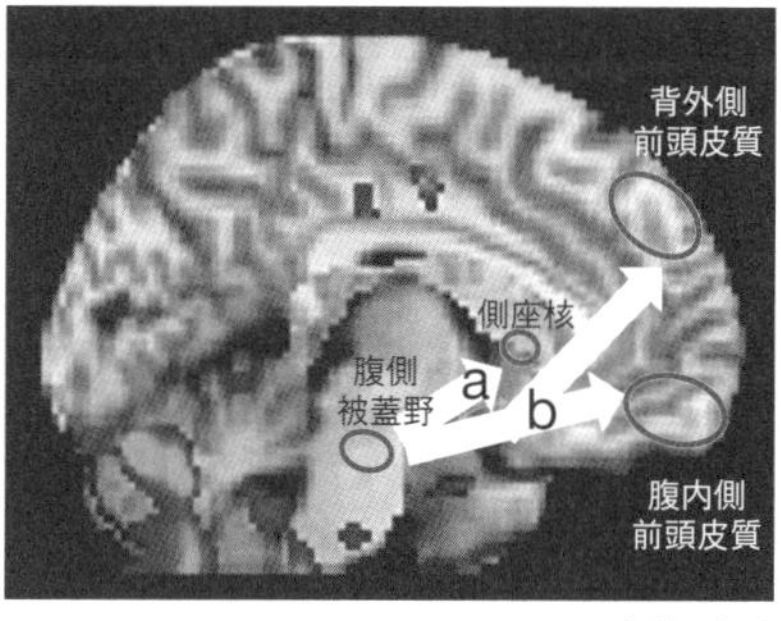

a：中脳辺縁系
b：中脳皮質系

図31　大脳辺縁系とドーパミン経路
（写真提供：仁井田りち，作図：池野一秀）

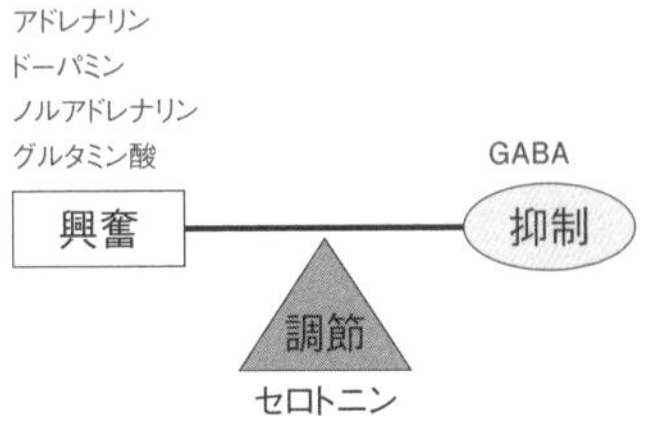

図 32　脳内物質のバランス

（溝口　徹：疲労も肥満も「隠れ低血糖」が原因だった．マキノ出版，p98，2017をもとに作成）

一方、興奮系の神経伝達の役割を持つグルタミン酸は一八六六年にドイツのリットハウゼンが小麦のたんぱく質グルテンから発見し、グルタミン酸と名付けました。小麦がこのグルタミン酸の供給源になっている可能性もあります。ここで、「興奮した脳をクールダウンしたい時にグルタミン酸は逆効果じゃないか」とお気づきになったあなた、安心してください、グルタミン酸は代謝されるとアミノ酪酸、すなわちGABAとなって興奮を抑制する成分に変化するのです。実際、甘麦大棗湯《かんばくたいそうとう》72の投与により、グルタミン酸は低下するという動物実験の結果も報告されています。まず、慢性ストレスをラットに負荷すると、前頭皮質および海馬《かいば》におけるグルタミン酸塩の濃度は、上昇します（p <0.05）。そこへ、抗うつ剤であるフルオキセチンと甘麦大棗《かんばくたいそう》湯《とう》72を投与した群ではグルタミン酸濃度の有意な低下が観察されました（p<0.05）（**図33**）。

ここまでは、甘麦大棗湯《かんばくたいそうとう》72になぜ小麦《しょうばく》が含まれているかという疑問に対する私の仮説、否、妄想です。しかし、小麦粉を大量消費している、うどんやお好み焼きなど粉ものが大好きな大阪人が、セロトニンやGABAの濃度が高く聖人君主が多いかは存じませんし、他の生薬である甘《かん》草《ぞう》、大棗《だいそう》の立場を軽んじるつもりは毛頭ありません。実際、甘草《かんぞう》、小麦《しょうばく》、大棗《だいそう》を混ぜて煮だしたものを液体クロマトグラフィーで分析すると、芳香族の多数の物質が生まれていることがわかります（**図34**）。中には、三環系抗うつ剤に似た構造もみられます。こうした成分の相乗的効果に

JCOPY 88002-588

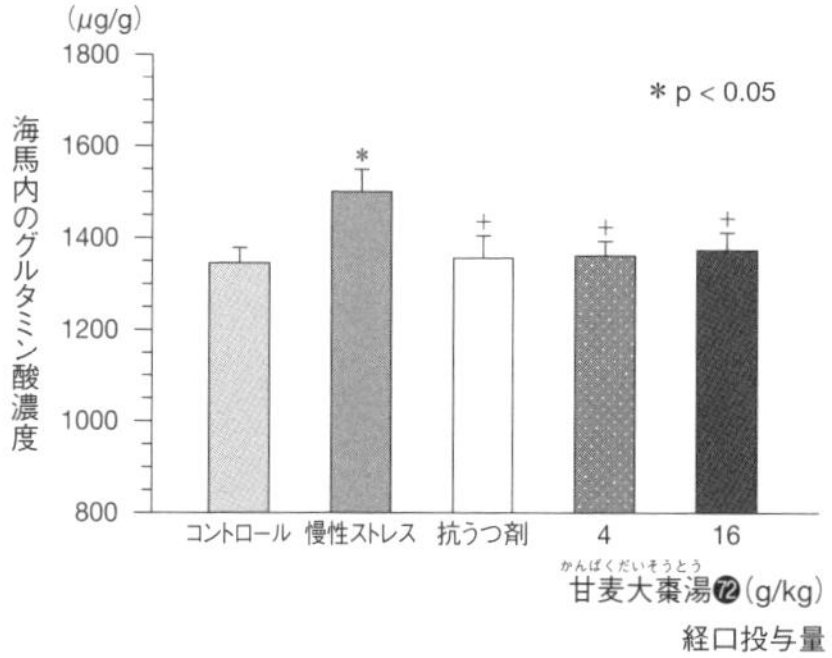

図33　慢性ストレスラットの海馬内グルタミン酸濃度の上昇

(Loul I, et al.: Protective effect of gan mai da zao decoction in unpredictable chronic mild stress-induced behavioral and biochemical alterations. Pharmaceutical Biology 48：1333, 2010より引用)

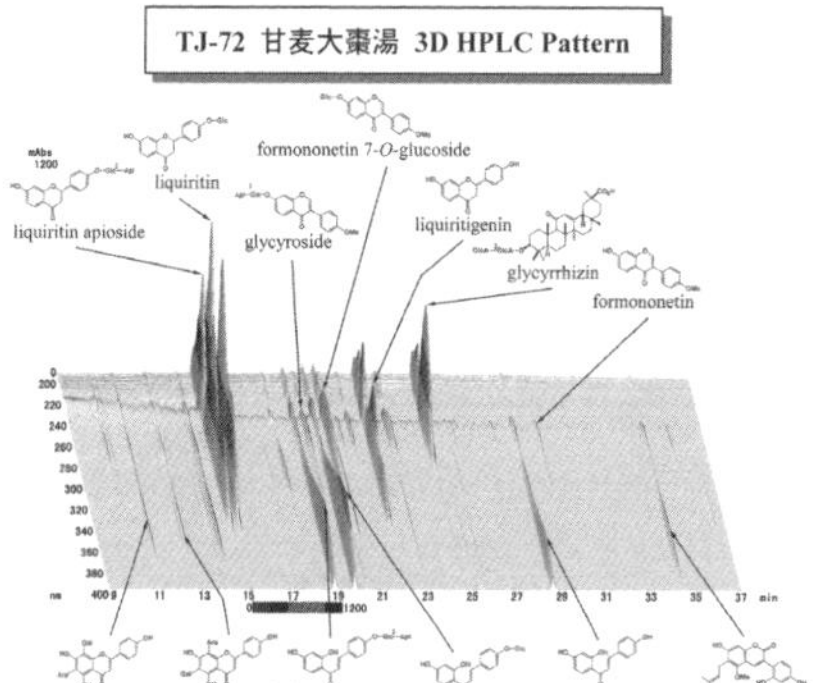

図34　甘麦大棗湯《かんばくたいそうとう》72の液体クロマトグラフィー

(株式会社ツムラ提供)

より、甘麦大棗湯《かんばくたいそうとう》72のユニークな効能が生み出されるというのが真実だと思います。

グルメなお嬢様にも甘麦大棗湯《かんばくたいそうとう》72

不登校を長く続けている子は、頑固、いえいえ堅い意志を持った子が多いという印象があります。学校へ行けない切実な理由があったとしても、学校を休んでいる自分に対する教師、親、親族のプレッシャーや、同級生への思い、自分自身のプライドも重くのしかかっているはずです。

機能性低血糖と甘麦大棗湯《かんばくたいそうとう》72

それらすべてを跳ね除けて、学校へ行かないのですから、その一途な姿勢にはある意味敬意を払いたくなります。特に、ドクターショッピングを繰り返している例では、医療関係者に強い敵意を持っている場合が多く、「今度もどうせダメだろう」という達観した視線や、「今度は何をされるのか」というATフィールド全開といった守りの姿勢に直面します。そんな場面で、「漢方薬」と口にしようものなら、「ムリムリムリ…」と全否定されるのは目にみえています。ここは、じっくり腰を据えて搦め手からアプローチを始めます。まず、好きなお菓子は「甘いものか、塩辛いものか」聞きます。答えに迷うそぶりがあれば、「洋菓子か、和菓子か」もっと具体的に「クッキーか、お煎餅か」という質問に切り替えます。ここで、「洋菓子」とか「クッキー」という答えをもらえば、こっちのものです。「それじゃあ、百歩ゆずってフルーツクッキー味の薬にしておくからね」「夜啼きの赤ちゃんでも飲める薬だから、学生のあなたが飲めなかったら恥ずかしいよね」とたたみかけます。実際、口当たりの良い薬ですので、大概の患者さんは飲んでくれます。そして、次回の受診で、少しでも症状が改善したら、「実はね、あの薬は昔のお姫さまやお金持ちのお嬢様用のくすりだったんだよ。それが効いたということは、あなたはお姫さまやお嬢様のキャラなんだね」と自尊心をくすぐってあげるのです。いいえ、私は決して媚を売って嘘をついているわけではありません。すべて真実をお話ししているのです。

JCOPY 88002-588

ここで、質問を少し戻して、「塩辛いものが好き」と答えたらどうするか考えてみます。その場合、甘麦大棗湯《かんばくたいそうとう》72の効果は期待できないかもしれません。古典には書いてありませんが、甘いものが好きという性質は、甘麦大棗湯《かんばくたいそうとう》72の効く病態に深くかかわっていると思われるからです。

慶應義塾大学医学部の仁井田りち先生は、機能性低血糖の概念と甘麦大棗湯《かんばくたいそうとう》72の効果を関連付け、実際に臨床実験も行っています。機能性低血糖とは、お菓子や炭酸飲料水などのとりすぎによって引き起こされる、血糖値の異常による症状で、①甘いものが好き、②朝、頭がぼっーとして起きられない、③いつも体がだるい、④太陽、あるいは明るい光を見つめると、まぶしくて目を細めてしまう、⑤立ちくらみ、がみられます。特に、夜間の血糖値が朝までに低下していきます。これに対して、寝る前に甘麦大棗湯《かんばくたいそうとう》72を服用することにより、起床時の低血糖を防止できるのです（**図35**）。

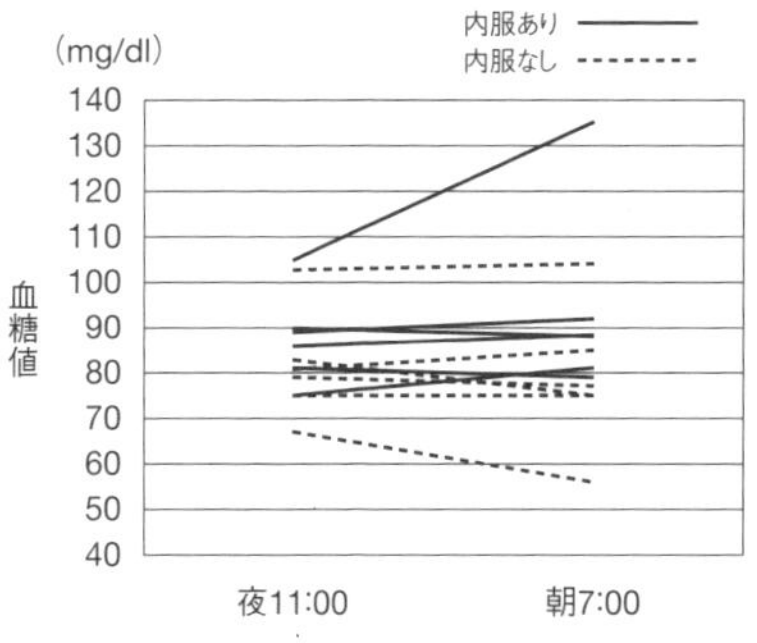

図35　甘麦大棗湯《かんばくたいそうとう》72による夜間の血糖低下予防作用

（仁井田りち：KAMPO from WOMAN VIEW講演「心と漢方」より）

私の患者さんでも、甘麦大棗湯《かんばくたいそうとう》72が有効だった女性が、「以前はイライラして、チョコレートばかり食べていたのに、この薬を飲んでからチョコレートが前ほど欲しくなくなった」と話してくれました。おそらく、血糖値の乱高下が気分を不安定にさせていたところに、甘麦《かんばく》大棗湯《たいそうとう》72が血糖値の低下を予防したため、気分が落ち着いたのではないかと理解しています。

5 学校は社会の縮図　人間関係を漢方で解決

いまどきのこども

現代の子どもの多くは、心に問題を抱えています。最初にお話ししたように、特に思春期の子どもの不調は、その多くが心の問題に起因しています。いわゆる心身症の範疇に分類されますが、大人の心身症と子どもの心身症は区別されるべきです。その視点に立って、日本小児心身医学会は二〇一四年に「子どもの心身症」を「子どもの身体症状を示す病態のうち、その発症や経過に心理社会的因子が関与するすべてのものをいい、それには、発達・行動上の問題や精神症状を伴うこともある」と定義しました。金沢こども医療福祉センターの梶原荘平先生は、「心身症の発症や経過に影響を与える心理社会要因には、友だち関係のトラブルや転校、両親の離婚など発症のきっかけとなった直接因子と、本来もっている不安の強さや発達障害などの子ども自身の生物学的要因や両親の不仲や放任などの養育態度という家庭環境、いじめや孤立など学校環境といった背景因子がある」と述べています。こうした以前から存在した問題に加えて、現代の大人社会でクローズアップされている格差や差別、過激な競争、さまざまなハラスメントが、子どもの生活環境にも暗い影を落としています。それらすべての問題が、漢方薬で解決するとは微塵も思っていませんが、受験から始まる進学校でのエリートの悩みや、部活での過剰な成果主義の弊害に苦しむアスリートに対して、いささかでもお役に立てればと日々苦心しています。

武道の道は険しい

図36は、左膝が痛くて歩けないという主訴の一四歳女性（症例三六）の自律神経活動の日内変動を示しています。彼女は小学校一年から剣道を始めましたが、練習がハードな時や疲れた時は、両膝に痛みを感じることが以前からあったそうです。しかし、中学一年の九月から、左膝の痛みが強くなり、松葉づえや友人の支えがなければ歩けないほどになりました。近くの整形外科クリニックより、当院のスポーツ外来を紹介され、精査を受けましたが異常なく、スポーツドクターである整形外科の主治医より、精神的な影響を疑われて小児科を紹介されたのです。グラフをみると副交感神経の連続した活動が午前三時から六時の三時間しかありません。安心してゆっくり眠っているのは、四時間程度だと思われます。また、交感神経が高レベルで一日中活動しています。

まず、夜間にゆっくり眠れるように、夜啼きの治療にも使われる柴《さい》

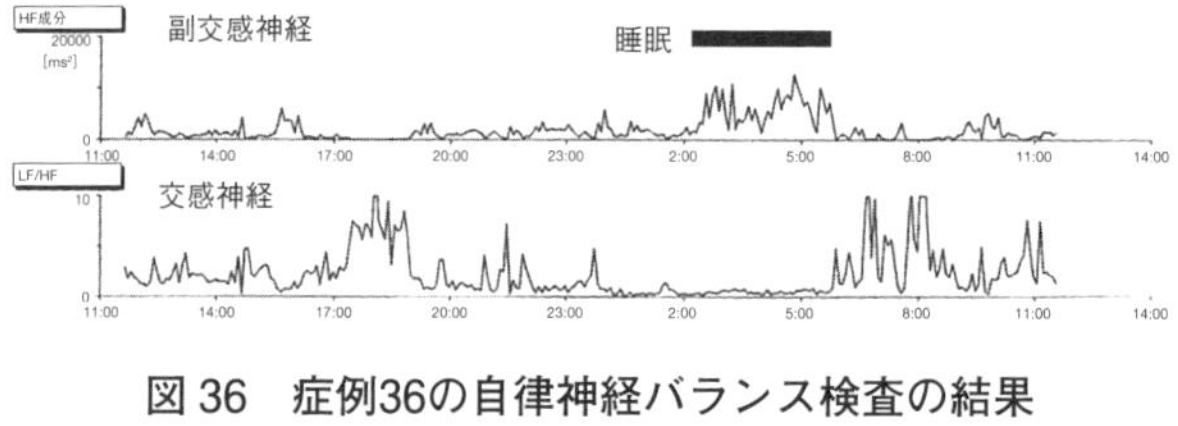

図 36　症例36の自律神経バランス検査の結果

副交感神経の連続した活動が、午前3時から6時の3時間しかない。一方、交感神経が高レベルで1日中活動している。

胡剤《こざい》の柴胡加竜骨牡蛎湯《さいこかりゅうこつぼれいとう》⑫一包を眠前に一回処方しました。二週間後には、「痛みはあるけど、一人で歩ける」ようになり、「夜もゆっくり眠れる」ようになったそうです。横で話しを聞いていた母親が、「それだけじゃなくて、前はしょっちゅうイライラして一人でキレていたのが以前ほどキレなくなりました。そういうときは、人の話が耳にはいらなかったのが、ちゃんと話を聞けるようになって、自己主張が減りました」と付け加えてくれました。その時点で練習の時だけ痛みが出現するため、練習前に甘麦大棗湯《かんばくたいそうとう》72を屯用で使用し、なんとか練習にも参加できるようになりました。私個人の偏見を加えて分析させていただくと、剣道は心と体を鍛える武道の代表ですが、歴史を遡れば武器で相手を倒す技術であり、極めれば相手の命を奪うか自分の命を奪われるかの勝負です。そんな中、だらけているわけにはいかないので、自ずと交感神経が緊張してしまうのだと考えます。当院の位置する長野市松代地区は、江戸時代には真田氏の治める松代藩でしたから、現代でも剣道、弓道など武道が盛んで、中高生でも武道を嗜む人員がダントツに多いのが特徴です。そのためか、運動部で心身症を発症する場合も剣道部の割合が飛びぬけて高いように思われます。

スポーツ推薦で入学したけれど

一五歳の男子高校生（症例三七）は、剣道の腕を買われて、スポーツ推薦で高校に入学しました。しかし、毎日の厳しい部活と週末になると繰り返される遠征試合が続き、五月末から肋間神経痛を訴えるようになりました。部活で竹刀を振り上げると激痛が走り、教室で座っていても常に胸が疼くと言います。最初のうちは、桂枝加朮附湯《けいしかじゅつぶとう》⑱一包の屯用で凌いでいましたが、次第に痛みの強さも持続時間も悪化し、夜も痛みで目が覚めると言い出しました。柴苓湯《さいれいとう》114一日二包、朝夕食前と越婢加朮湯《えっぴかじゅつとう》㉘一日二包、朝夕食前も追加しましたが、痛みは増すばかりです。そんな中でも、担任は「単位が足りなくなるから、遅れてでも教室へ来い」と病院にいる時まで電話をよこすし、部活では「竹刀が持てなくても筋トレをしろ」と怒られるそうです。肋間神経痛の悪化要因が部活であることは、本人も周囲の目からも明らかなのですが、スポーツ推薦という負い目があるためか、自分から退部を言い出せないようでした。しまいには、痛みが我慢できないというので、学校からの隔離の意味も含めて、入院して抗ヘルペスウイルス薬を点滴したところ、ようやく痛みがとれて眠れるようになりました。その時点で、皮膚の水疱はまったくなかったので、病棟の看護師さんからは「どうしてヘルペスの薬を使うんですか？」と怪訝そうに言われました。「神経痛が始まってから帯状疱疹が皮膚に出るまで時差があるんだよ」と予言したのですが、案の定、五日間の抗ウイルス薬治療を終え、帰宅した翌日に背中に典型的な帯状疱疹が出現しました。さすがに入院さわぎがあってから、学校側も少しは考慮してきつい言葉は浴びせなくなったようでしたが、肋間神経痛は度々出現し、柴苓湯《さいれいとう》114や抑肝散加陳皮半夏《よくかんさんかちんぴはんげ》83、十全大補湯《じゅうぜんたいほとう》㊽、夏場は清暑益気湯《せいしょえっきとう》136を使って体力を保ちながら、だましだまし治療を続けました。そのうち秋になって、ぱったり通院が途絶え、数ヵ月後の冬場に風邪で来院した時には、「もう痛みはありません」と笑顔でした。後から、母親にこっそり教えてもらうと、剣道部は休部したようです。

担任がウザい

学校の担任と折り合いが悪く、学校へ行けない患者さんも大勢います。一四歳の女子中学生（症例三八）は、一一月下旬からめまい、立ちくらみ、頭痛が続き、朝起きられないと年末に受診しました。既往歴では、小学校四年から激しい腹痛がしばらく続いたといいます。診察では、腹直筋攣急《ふくちょっきんれんきゅう》があり、脈は弦脈《げんみゃく》、四肢冷感もあり、舌の白苔《はくたい》も目立ち、ストレスと冷えが疑われました。現在の生活の大部分は、帰宅後二四時過ぎ一時頃まで、タブレットで動画を見ているそうです。眠りに入った後も、うなされて目が覚めることが多く、夜中に悲鳴を上げることもあるとか、穴に落ちる夢をよく見るとか睡眠にも問題がありそうです。そして、お腹がすくので、甘いものや炭水化物を多く取っている、伸びをした後にサーと顔色が青くなるなど機能性低血糖を思わせる症状もありました。自律神経の検査では、副交感神経の活動が午前一時から朝八時と概日リズムは比較的まともですが、日中の交感神経の活動が高く、深夜にも交感神経が活動していました（**図37**）。

夜間の熟眠障害と機能性低血糖の症状から、甘麦大棗湯《かんばくたいそうとう》(72)一包を眠前一回投与し、春休み前には二三時半に就寝し、夜もよく眠れ、朝は七時過ぎに起きて登校できるようになりました。以前より顔色も良く、病人

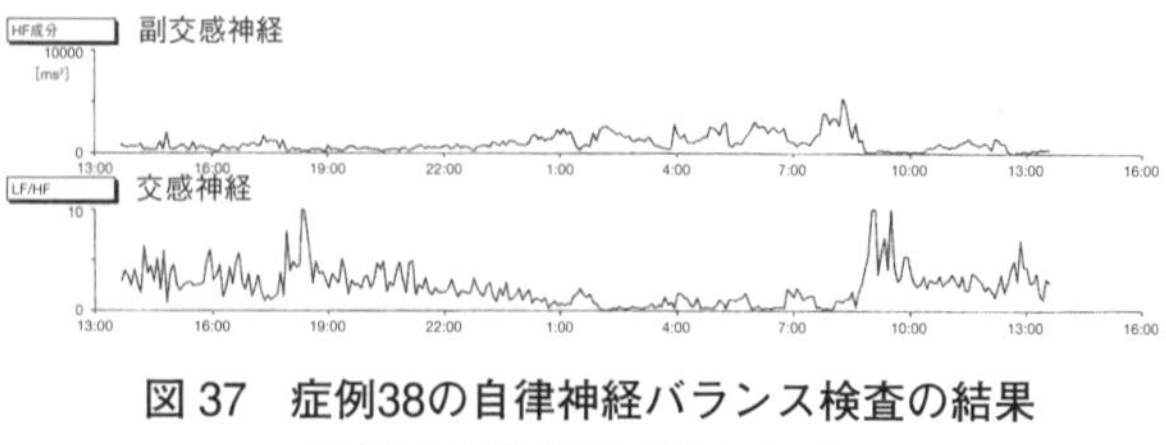

図37　症例38の自律神経バランス検査の結果

深夜にも交感神経が活動している。

JCOPY 88002-588

とは思えないほどたくさんしゃべります。しかし、休みの日には、午前三時か四時までタブレットで動画を見ているというのが気になりました。その後、四月の修学旅行も無事に終えましたが、連休の後から学校を休みがちになり、朝起きられず、夕方目覚めて深夜まで起きている生活になってしまいました。診察でも、腹診で心下痞鞕《しんかひこう》、左右胸脇苦満《きょうきょうくまん》があり、脈も弦脈《げんみゃく》で、手掌発汗も多く、かなりストレスが溜まっていると思われました。彼女に言わせると、両親も担任も「言うことがウザい」のだそうです。近所の男の子を通して、担任から毎日課題のプリントが届くのですが、彼女は「マジウザ」と表現していました。ある日、寝坊して遅刻して学校へ行ったら、「今頃来ても出席にしてやらないからな」と担任に言われたことが、よほど癇に障ったようでした。

このことから、「学校へ行けない」から「学校へ行かない」に症状が悪化し、薬は飲まない、登校もしないといった状態が続きました。そして一学期の終業式の前日、病院に診察に来た時に、毎朝、近所の男の子数人がお迎えに来ていることを聞きました。担任の差し金であることは、彼女も見抜いていて、かえって学校へ行くのを拒んでいるようでした。しかし、そこで彼女に話したのは、「迎えの男の子たちは確かに学校から頼まれてしぶしぶ来ているのかもしれないね。でも、このまま君が一回も学校へ行かなかったら、その男の子たちの努力はすべて無駄になってしまうし、その子たちの青春の暗黒史として一生残るだろう。そして、夏休み中も暗い気持ちで過ごすことになる。その男の子たちに悲しい思いをさせないために、終業式の日だけでも学校へ行ってあげたら？　人助けだと思ってさ」という説得でした。いつもなら、すぐに口答えするのですが、その時だけは無言で何か考えているようでした。そして、夏休み明けの診察日に「終業式に学校へ行ったよ！」と嬉しそうに彼女は現れ、「朝は眠いけれど、三階まで階段を昇って図書館へ行って勉強している。受験したい高校があるので、学校から直接学習塾に行って、夜まで頑張っている」と早口で教えてくれました。自分で「もう薬はいらないと思うから」と言いつつ、月に一度は病院へ顔を出し、近況を教えてくれています。春には志望校に合格し、「ＪＫは最高！」と高校ライフを楽しんでいます。

優等生はつらいよ

私が子供の頃は、小学校から中学校まで居住地区の公立学校へ徒歩で通い、狭い学区内の選択肢の限られた公立高校へ受験をして、ほとんど落とされずに入学するという状況が普通でした。大学へ入学して、都会で育った同級生の受験の苦労話を聞いたり、テレビに出演している解説者を指さして、「こいつ、小学校の時に俺と同じ塾へ通ってたんや」と事も無げにいう姿を見たりして、都会人との教育レベルの差を見せつけられて、コンプレックスを抱いていました。しかし、現在は田舎といえども学区の縛りはほとんどなくなり、私立高校も増え、私立の中学受験も珍しくなくなりました。そうした学習環境の変化は、田舎の子どもたちにも都会的、現代的な悩みをもたらしているようです。

一三歳の女子中学生（症例三九）は、中高一貫の進学校に合格して、剣道部にも入部しました。五月連休明けから、夜は寝付きが悪く、二二時に寝て六時半に起床するのですが、寝起きが悪く、学校へ遅れる日が続きました。七月は一日も登校ができなかったそうです。夜は、自分が死ぬ夢やボートが転覆する夢をみて目が覚めると言います。学校へ行けなかった日も一日中眠く、朝は腹痛や頭痛も強いと訴えます。いくつかの病院を受診し、起立性調節障害の治療を受けたり、漢方薬の当帰芍薬散《とうきしゃくやくさん》㉓や加味逍遙散《かみしょうようさん》㉔を処方されて内服してみましたが効果はありませんでした。診察上は、腹力は普通、腹直筋攣急《ふくちょっきんれんきゅう》、心下《しんか》痞鞕《ひこう》、左右胸脇苦満《きょうきょうくまん》があります。脈は、弦《げん》、浮《ふ》で、手掌発汗が著明、舌には紅斑《こうはん》と白苔《はくたい》、歯痕《しこん》を認めました。自律神経の検査では、副交感神経の活動が夕方から朝まで高く、午前中までほぼ一日中残っています。交感神経活動は、午前中特に高いのですが二一時過ぎも強く、真夜中にも活動しています。つまり、一日中緊張しているのですが、一日中眠いといった状態が想像されます（図38）。

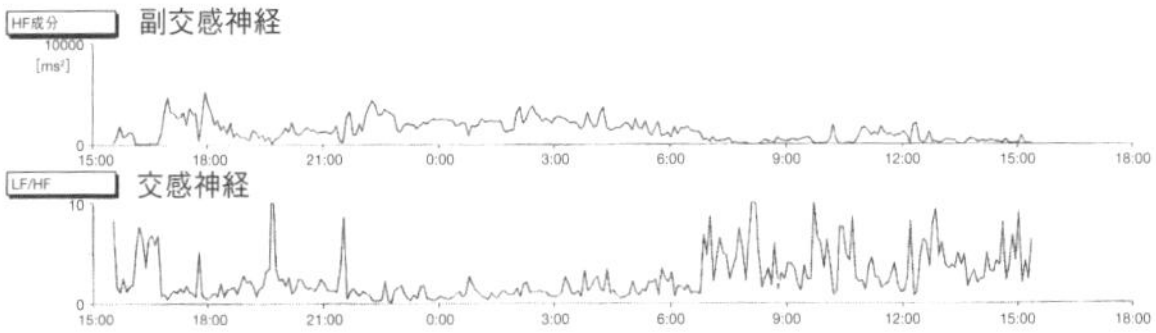

図38　症例39の自律神経バランス検査の結果

副交感神経の活動が1日中続いており、交感神経の活動が深夜もみられる。

「薬はなるべく飲みたくない」と言うので、治療は夜間の眠りを改善することを目的に甘麦大棗湯《かんばくたいそうとう》72一包を眠前に開始しました。甘いものを異様に欲しがるという本人の話も参考にしたのです。一週間後には、夜間に熟睡できて夢を見ることが減り、それに伴って、朝食もお腹が空いて食べられるようになりました。頭痛は、まったくなくなったのですが、朝食後の腹痛がときどきあり、生理痛もかなり酷いということでした。もともと腹直筋攣急《ふくちょっきんれんきゅう》も強かったので、小建中湯《しょうけんちゅうとう》99一包朝食前と月経痛に芍薬甘草湯《しゃくやくかんぞうとう》68一包屯用も追加しました。春には、頭痛、腹痛はなくなり、朝も起こされなくても自分で目覚めて登校し、マラソン大会の時、ちょうど月経が来たのに芍薬甘草湯《しゃくやくかんぞうとう》68を飲んで走りとおしたそうです。

ストレスに対しての柴胡剤《さいこざい》

沖縄の大宜見義夫先生は、不登校に対する漢方治療の有効性の特徴として、漢方治療が有効だったケースは、①訴えや症状が一貫していて漢方的診察所見との間に乖離がなく証の決定に混乱をきたさない、②漢方治療に対して患者自身が前向きかつ積極的で症状に不自然さがない、③特定の症状や心身の不調感がだらだら続く、④夏休みなどの長期の休暇中でも症状は必ずしも消失しない、⑤調子のよいときはパッと登校する、⑥心因性ととられることに抵抗することがある、⑦交友関係には問題がないことが多い、といった項目を挙げています。そして、ストレスの関与が疑われる場合の治療薬として、四逆散《しぎゃくさん》35、柴胡加竜骨牡蛎湯《さいこかりゅうこつぼれいとう》12、桂枝加竜骨牡蛎湯《けいしかりゅうこつぼれいとう》26、柴胡《さいこ》桂枝乾姜湯《けいしかんきょうとう》11、抑肝散《よくかんさん》54、加味逍遙散《かみしょうようさん》24などを候補としています。私自身も社会的ストレスが疑われる症例には、甘麦大棗湯《かんばくたいそうとう》72に加え、抑肝散加陳皮半夏《よくかんさんかちんぴはんげ》83を筆頭に、四逆散《しぎゃくさん》35、柴胡加竜《さいこかりゅう》骨牡蛎湯《こつぼれいとう》12、柴胡桂枝湯《さいこけいしとう》10、柴胡桂枝乾姜湯《さいこけいしかんきょうとう》11などの柴胡剤《さいこざい》を頻用します。昔から漢方愛好家の間で有名な「柴胡剤はpsychoの病気にサイコー」というおやじギャグがあります。柴胡剤《さいこざい》は、上手に使えばこれほど頼もしい薬はないのですが、体質とストレスの強さにより、丁度よい処方

JCOPY 88002-588

を割り出す作業は困難を極めます。

ストレス状態を反映する漢方医学的所見

国際医療福祉大学の岡孝和先生は、ストレス状態を反映する漢方医学的所見として、①脈診：弦脈《げんみゃく》、②腹診：心下痞鞕《しんかひこう》、胸脇苦満《きょうきょうくまん》、③触診：手掌発汗、④舌診：歯痕舌《しこんぜつ》を挙げています。まず、弦脈《げんみゃく》とは、弓を張ったような緊張の強い脈のことで、古典的には、病気の原因である病邪《びょうじゃ》が生体の表面から内臓に移行している少陽病《しょうようびょう》期にあることを示し、小柴胡湯《しょうさいことう》❾などの柴胡剤《さいこざい》の投与目標となります。現代医学的には、中国で行われた研究で、エピネフリンを犬の血管内に投与しながら脈の変化を観察した結果、次第に弦脈《げんみゃく》が顕著になったという報告があることからも、弦脈《げんみゃく》は交感神経-副腎髄質系（SAM系）の機能亢進状態を示す所見と考えられています。次に、心下痞鞕《しんかひこう》は心窩部が痞《つか》えたという自覚症状に加え、心窩部の抵抗、圧痛がある状態です。心下痞鞕《しんかひこう》が認められた場合、実証《じっしょう》であれば半夏瀉心湯《はんげしゃしんとう》⓮などの瀉心湯《しゃしんとう》類、虚証《きょしょう》であれば人参湯《にんじんとう》類の適応と判断します。土佐寛順《かんじゅん》先生は、心下痞鞕《しんかひこう》の程度が強い例ほど血中ノルエピネフリン値が

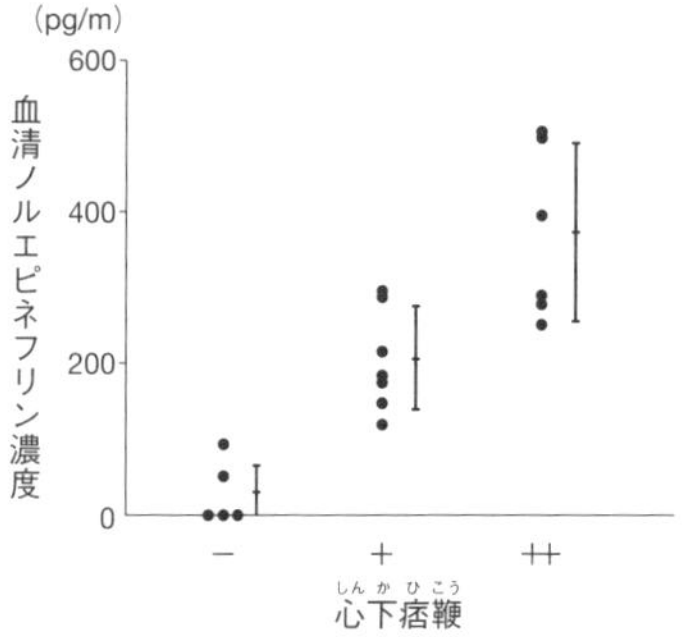

図39　心下痞鞕《しんかひこう》とノルエピネフリン濃度

（土佐寛順，ほか：漢方的腹候“心下痞鞕”と血中カテコールアミンとの関連について．和漢医薬学会誌 2：657，1985）

高いこと、また、心下痞鞕《しんかひこう》のない例に胃ゾンデで胃内に空気を入れた結果、心下痞鞕《しんかひこう》証の所見が現れた例では、空気を入れる前に比べて血中ノルエピネフリン値が高くなることを報告しました（図39）。このことから、心下痞鞕《しんかひこう》はＳＡＭ系の機能亢進状態を示していると考えられました。また、心下痞鞕《しんかひこう》のある患者では高頻度に胸脇苦満《きょうきょうくまん》を伴うといわれています。

ストレスの強さと、胸脇苦満《きょうきょうくまん》の程度・範囲による柴胡剤《さいこざい》の選択

胸脇苦満《きょうきょうくまん》は、季肋部の抵抗、圧痛を指します。この所見は、小柴胡湯《しょうさいことう》❾などの柴胡剤《さいこざい》の投与目標となります。精神領域の医学用語で、心気症のことを「ヒポコンドリー」というそうです。「ヒポコンドリー」は古代ギリシャのヒポコンドリアという言葉に由来しており、ヒポコンドリア（hypochondria）は、hypo（下）とchondral（軟骨＝ここでは肋軟骨）から成り立ち、肋軟骨下の器官を指します。都井メンタルクリニックの都井正剛《せいごう》先生によると、「痛みは心理的な面からは本人にとっ

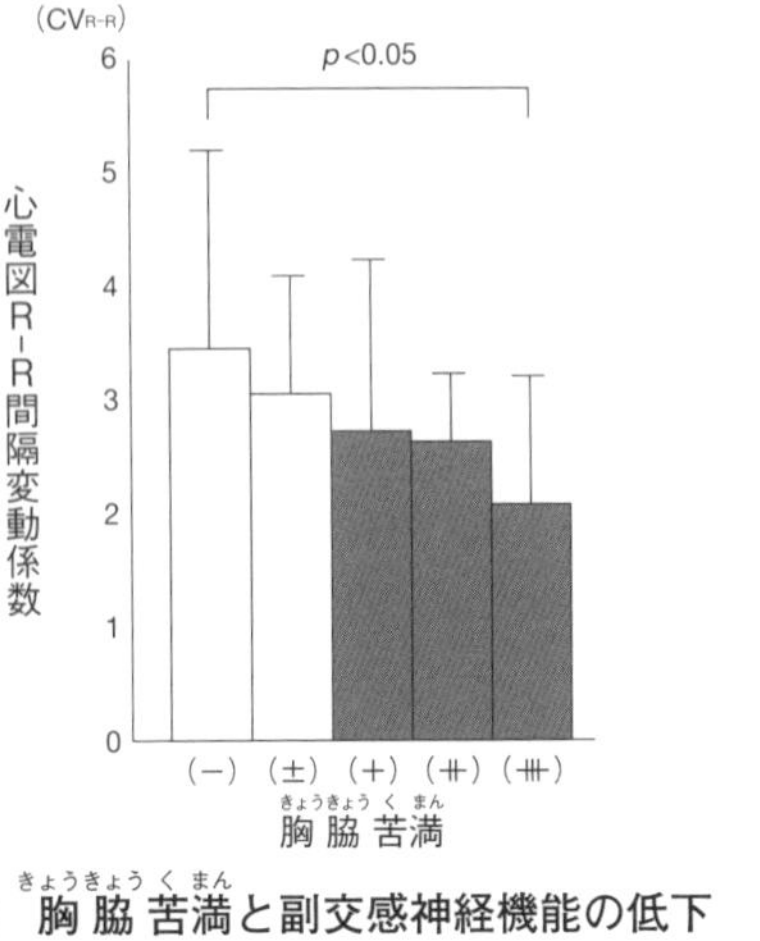

図40　胸脇苦満《きょうきょうくまん》と副交感神経機能の低下

CV$_{R-R}$：心電図R-R間隔変動係数，副交感神経機能の指標

（松浦達雄，ほか：気管支喘息患者における自律神経機能と証．漢方と免疫アレルギー 5：11，1991）

て苦しい出来事を別の表現として転化したものである場合があります。すなわち体のある部位に痛みを感じることによって本当の苦しみ、痛みが目立たなくなることがあるのです。患者さんはしばしば、肋骨の下方、季肋下（ヒポコンドリー）に痛みを訴えます。そして、その部分の異常によってもたらされる障害が『ヒポコンドリー』と呼ばれた」ようです。つまり、ストレスサインとしての西洋医学のヒポコンドリーと東洋医学の胸脇苦満《きょうきょうくまん》は同じ所見を指していると考えられます。寺澤捷年《かつとし》先生は、「胸脇苦満《きょうきょうくまん》は横隔膜の異常緊張と関連したものである」と証明されています。一方、岡孝和先生は、気管支喘息患者で胸脇苦満《きょうきょうくまん》が強い例ほど心電図R-R間隔変動係数（CVR-R）が低いこと（副交感神経機能が低下していること）を報告しています。急性ストレスはSAM系の機能を亢進させる一方で、副交感神経機能を抑制しますが、胸脇苦満《きょうきょうくまん》は副交感神経機能の低下をあらわす所見と考えられます（**図40**）。

日本では漢方診療において、腹診を行って、胸脇苦満《きょうきょうくまん》の程度と範囲を確認し、柴胡剤《さいこざい》のレベルを決める方法が広くとられています（**図41**）。

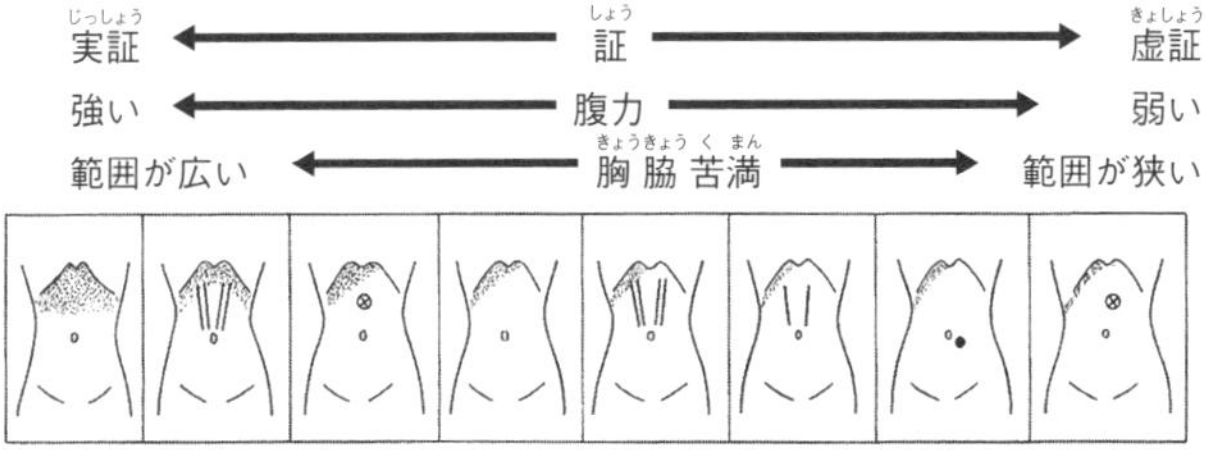

図41　胸脇苦満《きょうきょうくまん》と処方

（後山尚久：女性診療科医のための漢方医学マニュアル．永井書店，p212，2003）

手に汗握る

緊迫した場面の例えとして「手に汗握る…」という表現をしばしば目にします。文字通り、手掌発汗は手足が冷たく汗をかいている状態で、コリン作動性交感神経系の機能亢進によって生じる精神性発汗と、α作動性交感神経系の機能亢進によって生じる末梢血管収縮反応を反映しているので、手掌発汗もSAM系の機能亢進状態を示す所見と考えられます。手掌発汗は、柴胡剤《さいこざい》の中でも特に四逆散《しぎゃくさん》㉟の投与目標とされます。

歯痕舌《しこんぜつ》と時間に追われる現代

歯痕舌《しこんぜつ》は、舌が浮腫んで歯に当たり圧迫されることによってギザギザの跡がついた状態です。一般には、水滞《すいたい》や気虚《ききょ》のサインととらえます。しかし、以前九州におられた岡孝和先生は、心療内科を訪れる患者には歯痕舌《しこんぜつ》を呈している例が多いことに気付き、産業医科大学病院心療内科を受診した心身症患者を調べたところ、五七％に歯痕舌《しこんぜつ》を認めました。そこで、歯痕舌《しこんぜつ》は何に関連する徴候であるのか、心身症患者を対象に調査した結果、歯痕舌《しこんぜつ》は不安、抑うつ、過

A型傾向判別表で歯痕（＋）群と歯痕（－）群との間で有意差のみられた項目

質問	有意差
忙しい生活ですか	Yes　P<0.05
毎日の生活で時間に追われるような感じがしていますか	Yes　P<0.05

表２　歯痕舌《しこんぜつ》と環境要因

（玉川葉子，ほか：心身症患者における歯痕舌の出現頻度とその臨床的意義に関する検討．日本東洋心身医学研究 19：23，2004）

JCOPY 88002-588

剰適応とは関連せず、多忙と時間切迫性に関連する（つまり、忙しく時間に追われている者で出現しやすい）ことがわかったそうです（**表2**）。

九州の玄関口、博多駅前には大きな時計の文字盤がディスプレイされていますが、福岡の人が特に時間にせっかち？とは思えません。実際、九州では時間に追われて歯《し》痕《こん》舌《ぜつ》のある人の割合は多いのでしょうか。田舎者の私には、エスカレーターをわざわざ歩いて登る大阪人のほうがせっかちに見えます。

それぞれの柴胡剤《さいこざい》の特徴

これまでお話ししたようなストレスサインをとらえ、実際に柴胡剤《さいこざい》を選択する上で、東京女子医科大学の伊藤隆先生の制作した東洋医学的所見と柴胡剤《さいこざい》の対応が大変参考になります（**表3**）。

伊藤隆先生による各柴胡剤《さいこざい》の解説を引用し、私の個人的な印象を併記します。

証《しょう》	方剤	脈	腹力	腹直筋緊張	症状
実証《じっしょう》	大柴胡湯《だいさいことう》❽	沈実《ちんじつ》	4～5	＋	便秘傾向
	柴胡加竜骨《さいこかりゅうこつ》牡蛎湯《ぼれいとう》⓬	弦《げん》	3～4	−	神経過敏・易驚性・恐い夢が多い
	四逆散《しぎゃくさん》㉟	弦《げん》	3～4	＋	過緊張・手掌《しゅしょう》（手のひら）足《そく》蹠《しょ》（足の裏）の汗
	小柴胡湯《しょうさいことう》❾	弦《げん》	3	−	
中間証《ちゅうかんしょう》	柴胡桂枝湯《さいこけいしとう》❿	浮弦弱《ふげんじゃく》	2～3	＋	自汗・のぼせ
虚証《きょしょう》	柴胡桂枝《さいこけいし》乾姜湯《かんきょうとう》⓫	弦弱《げんじゃく》	2	−	神経症・臍上悸《さいじょうき》・不安

表3　柴胡剤《さいこざい》の使い分け

（伊藤　隆：こんなとき、何を出す？処方トレーニング25　全身倦怠感・下痢・頻尿．漢方と診療 7：173，2016）

＜柴胡加竜骨牡蛎湯《さいこかりゅうこつぼれいとう》⑫＞

「気鬱《きうつ》と気逆《きぎゃく》が認められる病態。特徴は神経過敏である。少しの物音でも驚きやすく、例えば水道の蛇口からポトンポトンと垂れる水音だけで気になって眠りにつけない。あるいは怖い夢、追いかけられるような夢をよく見る。本証を疑ったら、これらの内容を必ず問診していただきたい。パニック障害・うつ状態に対して最も頻用される漢方方剤である。」

夜中に物音で目が覚めるタイプに効きそうです。私の世代だと、あしたのジョーのライバル力石徹が減量に苦しんでいる時に、蛇口から滴る水滴の音に錯乱して水道に水を求めて駆け込むシーンを思い出します。

＜柴胡桂枝湯《さいこけいしとう》⑩＞

「精神的には、周囲に対する適合性が高く、気配りで疲労困憊していくタイプによい印象がある。」

やせ形で、腹部症状を訴えるタイプが多い気がします。

＜柴胡桂枝乾姜湯《さいこけいしかんきょうとう》⑪＞

「神経症傾向、身体表現性障害の患者に有効例が多い。本証の胸脇苦満《きょうきょうくまん》は軽度であることに特徴がある。肋骨弓下に術者の指が入るが、奥に軽度の抵抗圧痛を認めることができる。これを『傷寒論《しょうかんろん》』では『胸脇満微結《きょうきょうまんびけつ》』という。診察手技が雑であると、胸脇苦満《きょうきょうくまん》なしと判断を誤りやすいので、本証の診断のためには、診察手技がていねいであることが必要である。気逆《きぎゃく》の症状として、足の冷えと上半身ののぼせがある。さらに口唇の乾きも気逆《きぎゃく》症状による。構成生薬の括《か》楼根《ろこん》は「虚渇《きょかつ》（口渇はあるが、飲水を欲しない）」を治すとされ、滋潤《じじゅん》作用を発揮する。」

滋潤《じじゅん》とは、液体により潤いを与えることです。腹部所見がはっきりしなくても、手掌発汗が著明で四肢が冷えているタイプに有効例が多いと思います。

東日本大震災の心的外傷後ストレス障害に柴胡桂枝乾姜湯《さいこけいしかんきょうとう》⓫

前述した柴胡剤《さいこざい》の中でも、柴胡桂枝乾姜湯《さいこけいしかんきょうとう》⓫は体力の弱い、または衰えた人にも安全に使えます。東北大学の岩崎鋼《こう》先生は、「東日本大震災のＰＴＳＤ（心的外傷後ストレス障害）に対する柴胡桂枝乾姜湯《さいこけいしかんきょうとう》⓫の有効性」を報告しています。一般に被災者は被災から半年以降、幻滅期に入るとされており、実際に震災三ヵ月後から一年の診療では、余震への不安感、体が揺れる感覚、精神的疲労、ストレス、意欲低下、不眠、外出できない、フラッシュバック、自分が助かったことへの罪悪感、以前からの疾患の増悪など、なんらかのＰＴＳＤ由来と考えられる様々な症状がみられました。そこで、岩崎鋼先生と高山宏世《こうせい》先生らはその治療にあたり、柴胡桂枝乾姜《さいこけいしかんきょう》湯《とう》⓫の有効性に着目し、出来事インパクト尺度改訂版（ＩＥＳ-Ｒ）によりＰＴＳＤ症状を定量化し、柴胡桂枝乾姜湯《さいこけいしかんきょうとう》⓫による治療前後での変化を後方視的に解析しました。柴胡桂枝乾姜湯《さいこけいしかんきょうとう》⓫を一日三包、分三で一四日間投与し、服用後のＩＥＳ-Ｒを計測し、投与前後を比較した結果、ＩＥＳ-Ｒは服用前平均五一・七±一一・五から、服用後の平均が二三・七±一八・一まで有意に低下していました（$p = 0.0002$）（**図42**）。高山先生はこの結果を、「被災者の心理状態は過度の恐怖体験による気虚裏寒《ききょりかん》があり、肝脾不和《かんぴふわ》となり肝気が浮動することで浮遊感、不安、動悸、不眠、いらだちなどの症状が生じる。PTSDに対して柴胡桂枝乾姜湯《さいこけいしかんきょうとう》⓫はふさわしい方剤といえるだろう」と考察されています。気虚裏寒《ききょりかん》とは、生体エネルギーである「気」が足りなくなり、体の中心部にある内臓が冷えた状態を指します。また、肝脾不和《かんぴふわ》とは、ストレスによって肝の機能が低下し、脾（この場合は消化吸収能）に障害をきたし、下痢などの症状が出現する状態です。

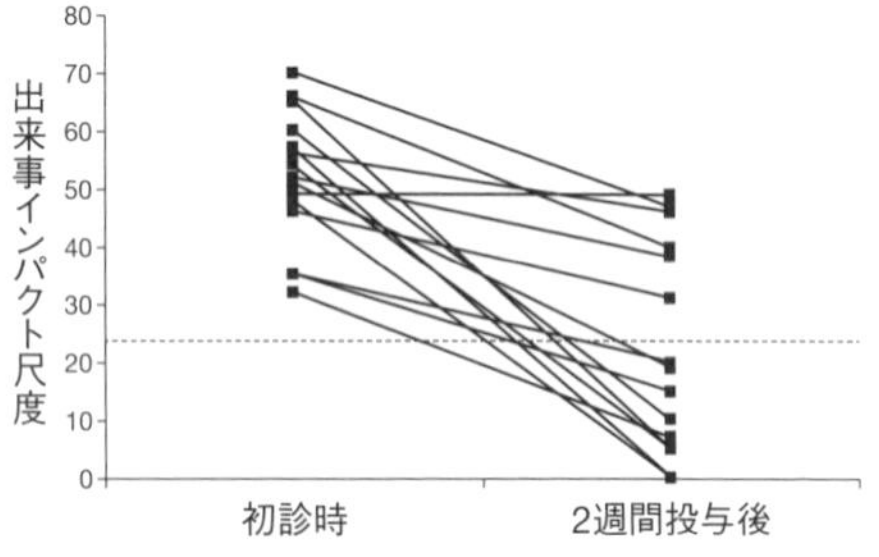

図42　柴胡桂枝乾姜湯《さいこけいしかんきょうとう》⓫による出来事インパクト尺度の改善

出来事インパクト尺度は平均51.7±11.5から23.7±18.1まで有意に低下した（p＝0.0002）。

（Numata T, et al.：Treatment of Posttraumatic Stress Disorder Using the Traditional Japanese Herbal Medicine Saikokeishikankyoto：A Randomized, Observer-Blinded, Controlled Trial in Survivors of the Great East Japan Earthquake and Tsunami：Evid Based Complement Alternat Med. 2014, 683293. doi：10.1155/2014/683293より引用）

良い子の仮面

岡孝和先生は、「身体所見からはストレス状態が明らかなのに、患者はつらそうな顔をせず、むしろにこやかにしている場合、証を決めるための問診に加えて、患者の置かれている心理社会的状況についても聞く必要がある。つらい状況を乗り越えるために、わざと明るく振る舞い、気を張っていること（過剰適応）で、病気が難治化、遷延化していることがある。（中略）そのよ

JCOPY 88002-588

うな患者に対しては、治療の場が、患者が弱音を吐けたり、ほっとできる場になるよう配慮することが重要である」と述べています。日夜続く難治性の頭痛が診察の時だけ治まったり、何週間も続く高熱が病院へ来ると突然の汗で解熱するという場面が実際に起こります。こうした現象は、内服薬とかカウンセリングとかの効果ではありません。子どもは、理屈や知識ではなく、より本能的な領域で危険な場所と安全な場所を嗅ぎ分けています。病院が危険な場所に認定されないように、むしろ本人が言いたくないところまでしつこい詮索をしないことを私は心がけています。

努力は報われない

本田宗一郎の名言の中に「がんばっていれば、いつか報われる。持ち続ければ、夢はかなう。そんなのは幻想だ。たいてい、努力は報われない。たいてい、正義は勝てやしない。たいてい、夢はかなわない。そんなこと、現実の世界ではよくあることだ」という言葉があります。努力は無駄だといっているのではなく、「現実に負けずにがんばれ」と激励しているのが本意だということです。還暦も手の届くところまで来た私の世代には痛いほど納得できる内容ですが、思春期の子どもたちに、現実を受け止めろとか、さらにその上の努力をしろといっても酷な場合があります。現実に耐え切れずに、目をつぶり座り込んで動くことができない子どもたちも沢山います。そんな子どもたちに、目を開けてもう一度自分のいる場所から世界を見てほしい、できたらもう一度歩き始めてほしいというのが、私のささやかな願いです。この場合、周りに「いつになったら学校へ行くんだ」とか「せめて四月になったら、元の体に戻ってほしい」とか、事を急ぐ、また期限を決める大人がいると子どもはますます頑なになってしまいます。医師はそんな子どもの気持ちを汲み、子どものアドヴォカシー（代弁者）となってあげるべきなのでしょうが、なかなか思ったとおり実行できません。そうした厳しい現実の中で、「あの時、先生だけは私の気持ちをわかってくれた」とか「あの時、先生と出会って本当に良かった」とか、何年越しかの診療をしている患者さんから、帰り際にさらっと言ってもらえると、自分自身が生きている幸せを感じることができます。患者さんから医師への最大のご褒美であり、子どもたちとの出会いと漢方の世界に感謝する一瞬です。

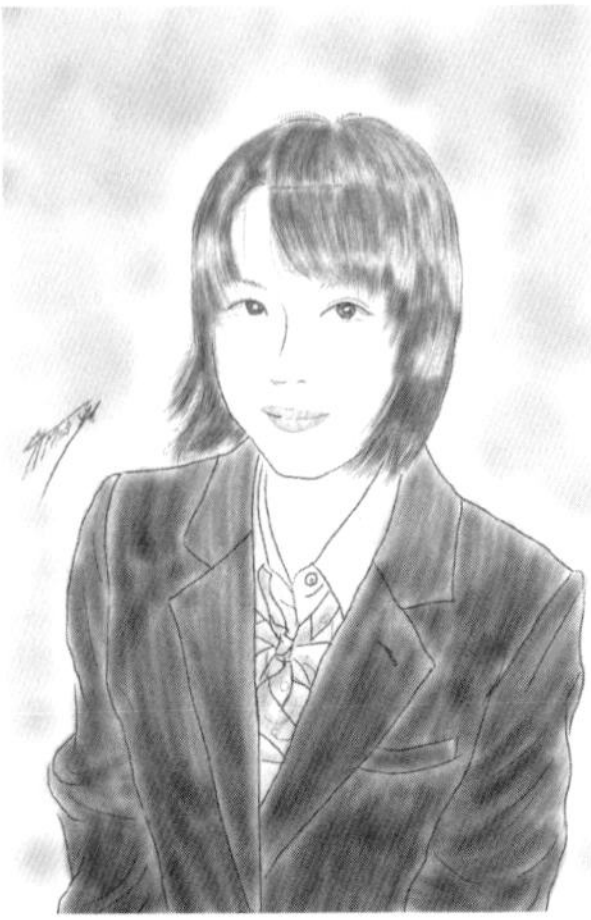

JCOPY 88002-588

参考文献

平岩幹男、五十嵐隆監修：小児・思春期診療最新マニュアル．日本医師会雑誌一四一（特別号）、三一頁-三五頁、二〇一二年．
永光信一郎：思春期医療の障壁を取り除くために小児科医には何ができるか—思春期医療の現場で心掛けていること．日本小児科学会雑誌一二一、二一六頁、二〇一七年．
塩田敦子、秦利之：思春期の不定愁訴とその対応．婦人科治療一〇三、一二三頁-一二九頁、二〇一一年．
水嶋丈雄：現代医学における漢方製剤の使い方．三和書房、尼崎、二〇〇六年．
水嶋丈雄：漢方治療の診断と実践　漢方水嶋塾講義録．三和書房、尼崎、二〇一二年．
坂崎弘美、新見正則：フローチャートこども漢方　びっくり・おいしい飲ませ方．新興医学出版社、東京、二〇一七年．
益田総子：女性に劇的-漢方薬③．同時代社、東京、二〇〇七年．
黒木春郎：小児科漢方・一六の処方．中外医学社、東京、二〇一三年．
Beecher HK：The powerful placebo. J Am Med Assoc 159：1602-1606, 1955.
Zubieta JK, Buller JA, Jackson LR, et al.：Placebo effects mediated by endogenous opioid activity on mu-opioid receptors. J Neurosci 25：7754-7762, 2005.
新村眞人：疣の話．皮膚科診療一一、四二二頁-四二八頁、一九八九年．
江川清文：疣贅治療考．皮膚科臨床四六、一七九九頁-一八〇七頁、二〇〇四年．
神山潤：小児の睡眠関連疾患-眠れない、起きられない子が来院した場合、どのように対応するか．小児内科四九、一一一八頁-一一二二頁、二〇一七年．
Mukamal KJ, Wellenius GA, Suh HH, et al.：Weather and air pollution as triggers of severe headaches. Neurology 72：922-927, 2009.

佐藤純：天気痛．光文社新書、東京、二〇一七年．

池野一秀：こどものカラダとこころを癒す漢方薬六　雨の降る日は……―梅雨時の不定愁訴の治療．漢方と診療四、二〇頁-二三頁、二〇一三年．

佐藤純：天気変化と痛み．Anesthesia Network 15：32-34, 2011.

延永正：生気象の辞典．朝倉書店、東京、一九九二年．

礒濱洋一郎：五苓散のアクアポリンを介した水分代謝調節メカニズム．漢方医学三五、一八六頁-一八九頁、二〇一一年．

木村正康、木村郁子：芍薬甘草湯による骨格筋の弛緩作用．漢方医学三五、一五四頁-一五五頁、二〇一一年．

木村正康：漢方方剤による病態選択活性の作用機構―蒼朮成分からＡＣｈ受容体脱感作促進物質の薬理学的発見．代謝二九（臨時増刊号）、九頁-三五頁、一九九二年．

Omiya Y, Suzuki Y, Yuzuhara M, et al.：Antinociceptive effect of shakuyakukanzoto, a Kampo medicine, in diabetic mice. J Pharmacol Sci 99：373-380, 2005.

Makino T, Shimizu R, Kanemaru M, et al.：Enzymatically modified isoquercitrin, alpha-oligoglucosyl quercetin 3-O-glucoside, is absorbed more easily than other quercetin glycosides or aglycone after oral administration in rats. Biol Pharm Bull 32：2034-2040, 2009.

Mizuhara T, Takizawa Y, Ishihara K, et al.：The Influence of the Sennosides on Absorption of Glycyrrhetic Acid in Rats. Biol Pharm Bull 28：1897-1902, 2005.

柴原直利：補剤の考え方とその使用目標．MEDICAMENT NEWS 一八四四、二〇頁、二〇〇五年．

Niimi N：Prevention of 2009 Pandemic Influenza A/H1N1 Virus Infection by Administration of Hochuekkito, a Japanese Herbal Medicine. BMJ 2009；339 doi：https://doi.org/10.1136/bmj.b5213, 2009.

Mori K, Kido T, Daikuhara H, et al.：Effect of Hochu-ekki-to（TJ-41）, a Japanese herbal medicine, on the survival of mice infected with influenza virus. Antiviral Research 44：103-111, 1999.

JCOPY 88002-588

大塚敬節：疝気症候群A型の提唱．日本東洋医学会誌二五、一九頁-二三頁、一九七四年．

寺澤捷年：論説『傷寒論』柴胡桂枝湯の条文における「心下支結」についての一考察．日本東洋医学雑誌六四、二四三頁-二四五頁、二〇一三年．

織部和宏、佐藤眞一：呉茱萸湯にみる先哲の智慧～呉茱萸湯の古典的解釈と現代医学的考察～．月刊漢方療法九、七一八頁、二〇〇六年．

Makino T, Kato K, Mizukami M : Processed aconite root prevents cold-stress-induced hypothermia and immunosuppression in mice. Biol Pharm Bull 32 : 1741-1748, 2009.

Gesta S, Tseng Y, Kahn CR : Developmental origin of fat : tracking obesity to its source. Cell 131 : 242, 2007.

van Marken Lichtenbelt WD, Vanhommerig JW, Smulders NM, et al. : Cold-activated brown adipose tissue in healthy men. N Engl J Med 360 : 1500-1508, 2009.

小林義典：呉茱萸アルカロイドのバニロイド受容体刺激作用．バイオサイエンスとインダストリー六五、一八頁、二〇〇七年．

巽浩一郎：呼吸器疾患における漢方治療のてびき．協和企画、東京、二〇〇六年．

大久保愼一：インフルエンザの漢方治療―特に小児における麻黄湯の使い方を中心に．日本医事新報四四一四、七一頁-七四頁、二〇〇八年．

Kubo T, Nishimura M : Antipyretic effect of Mao-to, a Japanese herbal medicine, for treatment of type A influenza infection in children. Phytomedicine 14 : 96-101, 2007.

池野一秀：小児科における新型インフルエンザ治療．漢方と最新治療一九、一一一頁-一一七頁、二〇一〇年．

溝口和臣：柴胡加竜骨牡蛎湯の抗うつ作用．漢方スクエア四七、四（九）、二〇〇七年．

古和久典：片頭痛と神経伝達物質、頭痛のすべて．中山書店、東京、八七頁、二〇一一年．

Peroutka SJ : Dopamine and migraine. Neurology 49 : 650-656, 1997.

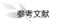

Stahl SM 著、仙波純一、松浦真人、太田克也監訳：ストール精神薬理学エセンシャルズ第四版．メディカル・サイエンス・インターナショナル、東京、一〇六頁、二〇一五年．

木村博：ラットにおける甘麦大棗湯のドパミン作動薬誘発あくび行動に対する抑制作用．日本東洋医学雑誌四八、五三頁‐五七頁、一九九七年．

中島啓爾：甘麦大棗湯証を考える　大棗はドーパミン拮抗薬か．漢方研究五四〇、四〇二頁‐四〇五頁、二〇一六年．

Lou JS, Li CY, Yang XC, et al.：Protective effect of gan mai da zao decoction in unpredictable chronic mild stress-induced behavioral and biochemical alterations. Pharmaceutical Biology 48：1328–1336, 2010.

Mitsushima D：Contextual learning requires synaptic AMPA receptor delivery in the hippocampus. Proceedings of the National Academy of Sciences 108：12503–12508, 2011.

Takeda A, Itoh H, Tamano H, et al.：Suppressive effect of Yokukansan on release of glutamate and aspartate in the hippocampus of zinc-deficient rats. Nutritional Neuroscience 11：41–42, 2008.

堀口淳：抑肝散の臨床応用．精神神経学雑誌一一四、七〇八頁‐七一八頁、二〇一二年．

Shinno H, Kamei M, Inami Y, et al.：Successful treatment with Yi-Gan San for rapid eye movement sleep behavior disorder. Prog Neuropsychopharmacol Biol Psychiatry 32：1749–1751, 2008.

水上勝義：カラーグラビア 目で見る抑肝散と脳神経における作用．脳二一、四〇二頁‐四〇三頁、二〇〇九年．

杵渕彰：TUMURA MEDICAL TODAY　領域別入門漢方医学シリーズ．精神領域と漢方医学②不眠と漢方．日経ラジオ社、東京、四頁‐五頁、二〇〇五年．

山口拓、辻松亜記、隈元晴子ほか：嫌悪ストレス負荷ラットの不安関連行動に対するセロトニン5-HT1A受容体を介した抑肝散の抗不安作用．日本神経精神薬理学雑誌三三、七一頁‐七二頁、二〇一三年．

岡留美子：こころとからだの漢方．産婦人科治療一〇〇、一〇六一頁‐一〇六四頁、二〇一〇年．

大宜見義夫：登校拒否を思わせる症例における漢方治療有効例の検討．子どもの心とからだ五、三七頁‐四六頁、

JCOPY 88002-588

一九九六年．

土佐寛順、寺澤捷年、檜山幸孝ほか：漢方的腹候〝心下痞鞕〟と血中カテコールアミンとの関連について．和漢医薬学会誌二、六五六頁‐六五七頁、一九八五年．

松浦達雄、長野準、岡孝和：気管支喘息患者における自律神経機能と証．漢方と免疫アレルギー五、八頁‐一八頁、一九九一．

後山尚久：女性診療科医のための漢方医学マニュアル．永井書店、大阪、二一二頁、二〇〇三年．

岡孝和：ストレスを反映する漢方医学的所見とその治療への応用．領域別入門漢方医学シリーズ一六【心身医学領域と漢方医学】．http://medical.radionikkei.jp/tsumura/final/pdf/090318.pdf, 2009.

玉川葉子、岡孝和、辻貞敏：心身症患者における歯痕舌の出現頻度とその臨床的意義に関する検討．日本東洋心身医学研究一九、二〇頁‐二五頁、二〇〇四年．

伊藤隆：こんなとき、何を出す？処方トレーニング二五　全身倦怠感・下痢・頻尿．漢方と診療七、一七一頁‐一七五頁、二〇一六年．

Numata K, GunFan S, Takayama S, et al.: Treatment of posttraumatic stress disorder using the traditional Japanese herbal medicine Saikokeishikankyoto: A randomized, observer-blinded, controlled trial in survivors of the great East Japan earthquake and tsunami. Evid Based Complement Alternat Med 2014; 2014: 683293. doi: 10.1155/2014/683293, 2014.

山口英明：気・血・津液（水）の概念と臨床応用．小児科診療八一、二四七頁‐二五二頁、二〇一八年．

中島たい子：漢方小説．集英社、東京、五〇頁‐五一頁、二〇〇五年．

成田洋夫：こころと東洋医学．バイオメカニズム学会誌二〇：一三〇頁‐一三七頁、一九九六年．

長沢元夫：健治本傷寒論の研究．健友館、東京、一六四頁、一九八二年．

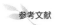

索引

あ

安中散5（あんちゅうさん）46, 48

え

越婢加朮湯28（えっぴかじゅつとう）151

お

黄連解毒湯15（おうれんげどくとう）71, 85, 86

黄連湯120（おうれんとう）85

瘀血（おけつ）22

か

葛根湯1（かっこんとう）122, 128–130

加味帰脾湯137（かみきひとう）86–87

加味逍遙散24（かみしょうようさん）53–56, 155–156

甘麦大棗湯72（かんばくたいそうとう）21, 79–80, 82, 85, 94, 135–147, 150, 152, 155–156

肝脾不和（かんぴふわ）164

き

気（き）13

気鬱（きうつ）113

気逆（きぎゃく）113

気虚（ききょ）13

気虚裏寒（ききょりかん）164

帰脾湯65（きひとう）85

胸脇苦満（きょうきょうくまん）19, 23

虚渇（きょかつ）163

虚煩（きょはん）86

虚労（きょろう）86

く

駆瘀血剤（くおけつざい）22

け

桂枝加芍薬大黄湯134（けいしかしゃくやくだいおうとう）59, 86

桂枝加芍薬湯60（けいしかしゃくやくとう）59

桂枝加朮附湯18（けいしかじゅつぶとう）45, 47–48, 151

桂枝加竜骨牡蛎湯26（けいしかりゅうこつぼれいとう）21, 156

桂枝湯45（けいしとう）122

JCOPY 88002-588

桂枝茯苓丸㉕（けいしぶくりょうがん） 23, 31, 45, 60
桂麻各半湯（けいまかくはんとう） 122
血（けつ） 13
血虚（けっきょ） 61
弦脈（げんみゃく） 18, 76

こ

香蘇散(70)（こうそさん） 71
五虎湯(95)（ごことう） 108
呉茱萸湯㉛（ごしゅゆとう） 68, 71
五苓散⑰（ごれいさん） 22, 29–32, 40, 42, 45–47, 67–68, 79, 85

さ

柴胡加竜骨牡蛎湯⑫（さいこかりゅうこつぼれいとう） 85–86, 111–115, 117, 150, 156, 162
柴胡桂枝乾姜湯⑪（さいこけいしかんきょうとう） 20, 22–23, 85, 156, 162–164
柴胡桂枝湯⑩（さいこけいしとう） 59–62, 111, 156, 162
柴胡剤（さいこざい） 22
臍周囲圧痛（さいしゅういあっつう） 44
臍上悸（さいじょうき） 18, 21, 113
臍傍圧痛（さいぼうあっつう） 76
細絡（さいらく） 78
柴苓湯(114)（さいれいとう） 22, 45, 46, 67, 151
数脈（さくみゃく） 76
三叉神経痛 47
酸棗仁湯(103)（さんそうにんとう） 85–87

し

資化菌 34
四逆散㉟（しぎゃくさん） 22–23, 156, 160
四君子湯(75)（しくんしとう） 54
歯痕舌（しこんぜつ） 29, 82
滋潤（じじゅん） 163
思春期漢方医学 13
芍薬甘草湯(68)（しゃくやくかんぞうとう） 30–34, 37, 61, 156
十全大補湯㊽（じゅうぜんたいほとう） 105, 108–109, 129, 151
証（しょう） 13
少陰病（しょういんびょう） 128
小建中湯(99)（しょうけんちゅうとう） 44, 47, 58–59, 134,

155
小柴胡湯 9（しょうさいことう） 46, 157–158
少陽病（しょうようびょう） 46
自律神経 74
心下支結（しんかしけつ） 60
心下痞（しんかひ） 78
心下痞鞕（しんかひこう） 46
身体表現性障害 132
身熱（しんねつ） 85
真武湯 30（しんぶとう） 52, 66–71, 122

す

水（すい） 13
水滞（すいたい） 23
水毒（すいどく） 31
睡眠覚醒リズム 75
睡眠相後退症候群 75

せ

清暑益気湯 136（せいしょえっきとう） 38–40, 42, 109,
151
清心蓮子飲 111（せいしんれんしいん） 86
舌下静脈怒張（ぜっかじょうみゃくどちょう） 76
疝気症候群A型（せんきしょうこうぐんAがた） 58

た

太陽病（たいようびょう） 120
脱汗（だっかん） 121

ち

竹茹温胆湯 91（ちくじょうんたんとう） 85

て

転換性障害 132
天気痛 27

と

桃核承気湯 61（とうかくじょうきとう） 23, 31
当帰建中湯 123（とうきけんちゅうとう） 58-61
当帰四逆加呉茱萸生姜湯 38（とうきしぎゃくかごしゅゆしょうきょうとう） 19–20, 59, 66–68, 70–71
当帰芍薬散 23（とうきしゃくやくさん） 23, 31, 58–59,
67, 71, 112, 155

に

女神散 67（にょしんさん） 20, 112, 115, 116–117

は

白苔（はくたい） 29, 44, 82
春の女神症候群 16
煩驚（はんきょう） 113
半夏瀉心湯 14（はんげしゃしんとう） 157
半夏白朮天麻湯 37（はんげびゃくじゅつてんまとう） 19–20, 46, 52, 67, 79, 82–83
胖舌（はんぜつ） 29, 82

ふ

腹直筋攣急（ふくちょっきんれんきゅう） 18
附子（ぶし） 47
不定愁訴 16
プラセボ 24

ほ

補剤（ほざい） 22, 106
補中益気湯 41（ほちゅうえっきとう） 40, 67, 75, 81, 104–109, 129
奔豚気（ほんとんき） 82

ま

麻黄湯 27（まおうとう） 120–122, 124, 128–130
麻黄附子細辛湯 127（まおうぶしさいしんとう） 120, 122, 124–128, 130

よ

抑肝散 54（よくかんさん） 90, 92, 94–96, 98–99, 156
抑肝散加陳皮半夏 83（よくかんさんかちんぴはんげ） 19–20, 22, 39, 46, 53, 75, 77–78, 80, 85, 90–95, 98–101, 135, 151, 156

り

利水剤（りすいざい） 22
六君子湯 43（りっくんしとう） 51, 54
苓桂朮甘湯 39（りょうけいじゅつかんとう） 39–40, 77, 81–83

おわりに

最初に、この本を手に取っていただいたすべての方々に厚く御礼申し上げます。いかなる偶然があったかは測りかねますが、何らかの〝ご縁〟があって、皆様のお手元に渡ったと想像します。そもそも、電車も通わぬ辺境の病院の、一介の小児科医である私が、自分の本を出版するなんて予想だにしていませんでした。これまで、恩師の益田総子先生のご著書に、表紙と挿絵を描かせていただいたのが、唯一の全国的な出版物でした。その本を見た患者さんの何人かから、「先生は自分の本を書かないんですか」と質問され、その都度「僕はそんな器じゃないから」と答えていたのを思い出します。

出版のきっかけも偶然の〝ご縁〟です。平成二九年七月に開催された第一回小児漢方懇話会フォーラムという研究会で、「診療科の垣根をこえる小児漢方」というシンポジウムがありました。最初に小児外科医で大学病院院長の八木実先生と、次に虎竜湯《こりゅうとう》の発案者であり耳鼻科臨床の大家である今中政支先生がお話され、その最後に「あの日、思春期だった大人たちへ～思春期の患者診療と漢方薬～」という演題で私がお話させていただきました。しかし、開始の時点で時間が押しに押しており、シンポジウムの終了予定時間まで、五分を切っていたのです。以前、この研究会の前身の小児漢方懇話会でも、数回お話をさせていただいたことがありましたが、その内容は漢方の知識を深めるというより、漢方を出汁にして患者さんとの楽しいコミュニケーションをはかり、そのネタで会場の空気を和ませるという、いわば余興を提供することが私の使命でし

JCOPY 88002-588

た。それを充分に自覚したうえで、開口一番「時間があと五分と限られているので、ネタだけ話して時間通りお終いにします」と言ったところ、座長の山口英明先生から、「いや、全部話してください」との寛大なお言葉をいただき、いつもにも勝る早口で一気に講演を終えました。

フォーラムは、大盛況のうちに終了し、その余韻冷めやらぬ間に、二人の美女が私の元に現れました。一人は、子どもへの漢方薬の飲ませ方のスペシャリストで、小児漢方界の誇る美人女医のおひとりである坂﨑弘美先生と、モダン・カンポウの創始者で、イグノーベル賞受賞者の新見正則先生のご著書を数多く出版されている新興医学出版社の林峰子社長でした。その場で、ご自身も同社でご本を書かれている坂﨑先生から、林社長をご紹介いただき、本の出版のオファーをいただいたのです。実は、フォーラムの目玉企画として、新見正則先生が特別講演でお話されており、林社長もそれをお聴きになるため、会場にみえていたそうです。こうした、通常ありえない〝ご縁〟からお話が始まり、紆余曲折を経ながら本の完成に至ったことは、まさに奇跡的です。

さらに、奇跡と言えるのは、劇的漢方シリーズで大ロングセラーを続けていらっしゃる益田総子先生のご寄稿をいただけたことです。先にお話ししたように、益田先生のご著書で、イラストのお仕事をいただきました。私は、益田先生の劇的漢方シリーズは、全巻読破しており、益田先生の講演会は、地元で開催される場合は万難を排してすべて参加している益田先生の熱狂的なファンです。後日、益田先生の前座として、講演会も共催させていただいたこともあります。益田先生は、ご著書でも講演会でも、漢方の理論や薬理は控えめに、患者さんの訴えや受診に至るまでの物語を中心にお話を紡がれます。患者さんのキャラクターや表情、話し方、涙を流す様子まで、その場に居合わせたかのような臨場感で語られるのです。本書でも、単に所見とそれに対する処方例を述べるに留まらず、「こういった症状で、こんな状況のこの子には○○の処方」といった書き方を心がけました。漢方の知識がある医療関係者から、一般の方まで、とにかく楽しく読めるように意識したつもりです。つまり、益田総子先生ご本人とそのご著書に巡り合わなければ、本書は生まれなかったと言えます。そうした恩師に、序文をお寄せいただけることは無上の喜びです。実は、益田先生のご本でお仕事をした時に、一緒にイラストを描いていただいた中俣沙紀さんがいます。最初は、患者として入院していた彼女が、とても優しい花の絵を描いていたのが目にとまり、「僕も絵を描くのが好きだから、いつか一緒に展覧会が開けたらいいね」と声をかけました。巷では「夢は言葉に出せば叶う」と言われますが、その後、子育てのガイドブックや益田先生のご本にイラストを一緒に描くようになり、地元での巡回展も何度か開催することができました。今回も、一枚だけ彼女のイラストを提供していただきました。あの時、沙紀さんとの〝ご縁〟がなければ、イラストレーターとしての私は存在しませんでした。「春の女神」は、まさに彼女のイメージですし、私にとっては幸運の女神でもあります。

そして、漢方の理論と実技の師匠として、佐久市の水嶋丈雄先生にも心から感謝しています。すでに二〇年近くに渡り、漢方学と中医学の講義を賜り、臨床の実技を見せていただき、私では手に余る難しい症例の治療もお願いしてきました。漢方薬の効果をサイトカイン、ホルモン、自律神経など現代医学を介して理解する手法は、水嶋先生の教えが基本になっています。また、水嶋先生直伝の中医学に基づいた緻密な脈診や舌診は、患者さんの心理的ストレスをとらえるのに

JCOPY 88002-588

なくてはならない技術となっています。今後も引き続きご指導を賜りたいと思います。

さらに、本書に登場する患者さんたちとの〝ご縁〟も、忘れてはなりません。その出会いは、生まれた時から治療に携わり、やがて思春期に再会した人もいれば、口コミで遠くからわざわざ初診で来院された人もいます。その一人ひとりに巡り合えたこと自体が、天文学的な確率ですし、刹那でも時間を共有できたことは、お互いに意義のあることだと思います。

医者という職業は、「病める人を癒す」ことが仕事だと常々思っていました。実際、患者さんから「池野先生とお話できて良かった」と言われると大変嬉しいのですが、それ以上に「癒してもらっているのは自分のほうだ」と最近になってようやく患者さん方に感謝できるようになりました。日々、多くの新しい〝ご縁〟が生まれることを楽しみに、地道に診療を続けたいと願います。

最後に、この本をご提案いただいた新興医学出版社の林峰子社長、実際の編集作業を黙々とこなしていただいた編集部の岡崎真子様にも深謝致します。なにせ、頭に浮かんだままを書きなぐるのが私の創作スタイルですので、後から足りない部分の補足が次々に必要となります。私からの重箱の隅をつつくような細かい追加注文にも、嫌な顔ひとつせずお付き合いいただきました。もし、〝ご縁〟があれば、またご一緒にお仕事させていただきたいと思います。

今後、この本がきっかけとなって、多くの新しい〝ご縁〟が生まれることを祈りつつ、結びとさせていただきます。

平成三一年正月

池野一秀

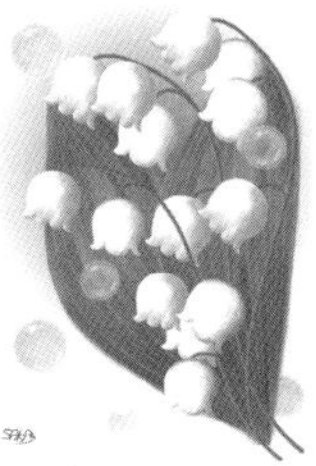

イラスト　中俣沙紀

【著者紹介】

池野《いけの》　一秀《かずひで》　Kazuhide IKENO

1960 年　長野県生まれ
1985 年　岐阜大学医学部卒業　信州大学医学部小児科教室入局
1995 年　信州大学医学部　医学博士
1996 年　長野県立須坂看護学校非常勤講師
2002 年　長野女子短期大学併任講師
2003 年　長野県立短期大学非常勤講師
2006 年　長野県立須坂病院漢方外来
2012 年　長野松代総合病院小児科部長
2015 年　長野松代総合病院小児漢方外来
2019 年　清泉看護大学非常勤講師

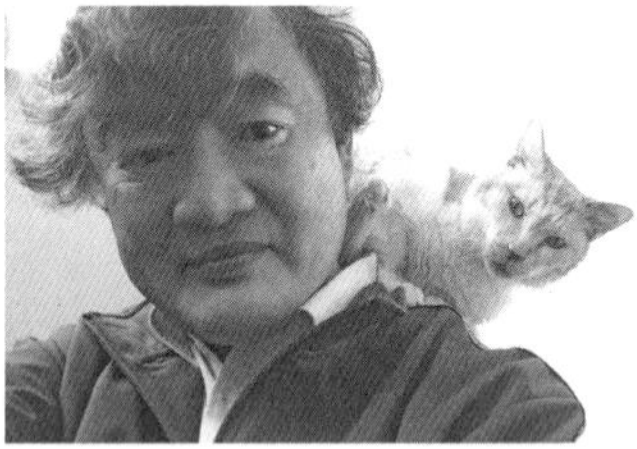

著者近影（左）

日本小児科学会専門医・指導医
日本東洋医学会専門医
日本東洋医学会長野県部会副会長
イラストレーターとして、新聞連載、単行本の挿絵・表紙を手がける。

長野松代総合病院　小児漢方外来
http://www.nagano-matsushiro.or.jp/feature/kampo

© 2019

第 1 版発行　2019 年 7 月 25 日

Dr. イケノの
思春期お悩み相談室
漢方薬で癒すこころとカラダ

（定価はカバーに表示してあります）

著者　池野一秀
発行者　林　峰子
発行所　株式会社 新興医学出版社
〒113-0033　東京都文京区本郷 6 丁目 26 番 8 号
電話　03 (3816) 2853　FAX　03 (3816) 2895

検印省略

印刷　株式会社 藤美社　ISBN 978-4-88002-588-9　郵便振替　00120-8-191625

・本書の複製権・翻訳権・上映権・譲渡権・公衆送信権（送信可能化権を含む）は株式会社新興医学出版社が保有します。
・本書を無断で複製する行為（コピー、スキャン、デジタルデータ化など）は、著作権法上での限られた例外（「私的使用のための複製」など）を除き禁じられています。研究活動、診療を含み業務上使用する目的で上記の行為を行うことは大学、病院、企業などにおける内部的な利用であっても、私的使用には該当せず、違法です。また、私的使用のためであっても、代行業者等の第三者に依頼して上記の行為を行うことは違法となります。
・JCOPY〈出版者著作権管理機構 委託出版物〉
本書の無断複製は著作権法上での例外を除き禁じられています。複製される場合は、そのつど事前に、出版者著作権管理機構（電話 03-5244-5088、FAX 03-5244-5089、e-mail : info@jcopy.or.jp）の許諾を得てください。